つい悩んでしまうあなたへ

ココロを軽くする考え方のレシピ

心理カウンセラー
藤井雅子
Fujii Masako

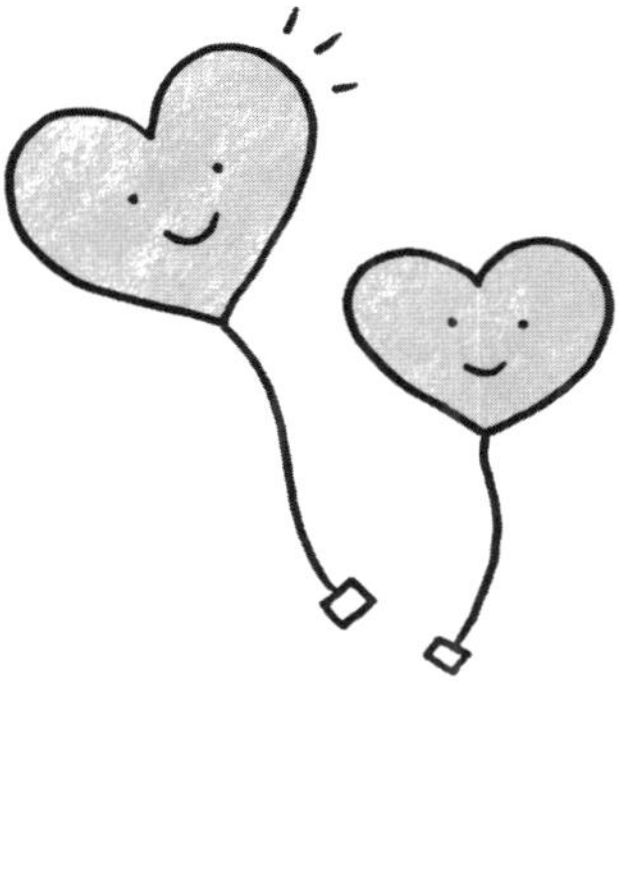

はじめに

こんにちは。心理カウンセラーの藤井雅子です。私は今、自分のカウンセリングルームとメンタルクリニックでカウンセリングをしています。

20代から40代の方のご相談が多いですが、大学生や50代の方もいらっしゃいます。お仕事されている方もいれば、されていない方、休職中の方、独身の方、結婚されている方など背景はさまざまです。

しかし、お悩みはたいてい人間関係に関わることです。今は人間関係の問題で自信をなくされている方が本当に多いと感じます。

また、ご相談にいらっしゃる方の多くに共通することとして、他人にどう思われるかをとても気にして迷惑をかけないように我慢することが多い、本当は甘えたいのに上手に甘えられず人間関係をこじらせてしまっているという印象があります。

一人で悩んだ末に、「もうどうにもならない」「でも、なんとかしたい」と勇気をだしてカウンセリングに訪れる方は珍しくありません。なかには、一年以上迷ってやっと決心して申し込んだという方もいます。

私は自分のカウンセリングルームに「メンタルエステ」と銘打っていますが、この名前には、身体のエステを受けるように、気軽にココロのエステとしてカウンセリングを受けてほしいという願いを込めています。

身体のケアは他人に任せることに抵抗がなくても、ココロのケアとなると一人でなんとかしようとされる方がとても多いのですが、私はそんな方の力になりたいのです。

「最近疲れ気味だからマッサージでもしてもらおうかな」とか、「月に1回のエステが楽しみ」というような感覚で、調子が悪いときはもちろん、メンテナンスのためにも、ぜひ用途に応じてカウンセリングを使い分け、上手に利用していただきたいと思っています。

私は、社会人になってから一〇数年はいわゆるサラリーマンをしていました。30代でアダルト・チルドレンという言葉に出会って、それまでの生きづらさの原因がわかり、自分を取り戻せた実感がありました。そして、もっと心理について学びたい、これを仕事にしたいと思うようになり、40歳を目前にそれまでの仕事を辞めてカウンセリングの世界に飛び込み、気づいたら10年経っていました。

私が悩んでいた頃、もしカウンセリングというものを知っていたら、ぜひ受けたかったと思います。そして、悩んでいた当時の私が受けたかった、常に相談者の味方となりあたたかく支えるようなカウンセリングを提供したいと思い続けています。

本書は、私がカウンセラーとして今までお聴きしてきたお悩みのなかから、よくある代表的なものを厳選し、一つ一つについてわかりやすくコンパクトにまとめた解説と、ちょっとした解決へのヒントを記したものです。

いずれも、机上の空論や理想論ではなく、自ら悩み、勉強し、実践するなかで効果を感じられたことや、今までのカウンセリングをもとに、どのように自分を大切にしたらいいかということを、いろいろな角度から書いてみました。

それぞれの項目は3分くらいで読めるので、ちょっと空いた時間に読むにもピッタリです。どこから読んでいただいてもかまわないので、嫌なことや気になることがあったら、そのたびに似たようなお悩みがないか探してみてください。そして、ぜひ本書を参考にして、ご自身をやさしくケアしてあげていただければと思います。

悩んでいるときに必要なのは、自分にダメ出しすることではなく、エステをするように、弱っている自分を大切にいたわってあげることです。

では、どうぞメンタルエステをご堪能ください。

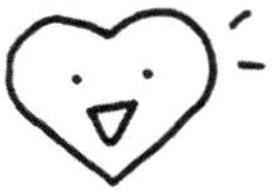

つい悩んでしまうあなたへ

ココロを軽くする考え方のレシピ

目次

Chapter 2

Chapter 3

考え方のくせを変えられない…

思いこみや妄想癖を修正！　87

Chapter 4

Chapter 5

Chapter 6

Chapter 7

面倒くさくてやる気が出ない…
もしかして、疲れすぎていませんか？　217

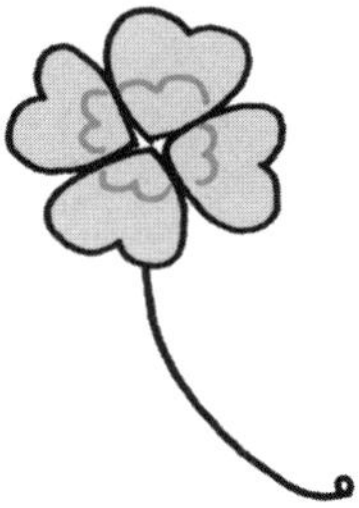

Chapter 1

感情のコントロールができない…

感情のしくみを理解しよう

ここ数年、カウンセリングで、「ネガティブな感情のコントロールができない」というお悩みが増えています。アンガー・マネジメントや不安の対処法に関するセミナーは、近年とても人気があります。

そうした現場で痛感するのは、悩んでいる人の多くが、感情のコントロールは「ネガティブな感情を抑圧すること」だと誤解をしているということです。

残念ながら、一度生まれた感情はなかったことにはできません。適切にアウトプットしてあげないと、いつまでも消化されません。そのためには、まずしっかりとその感情を味わわなければなりません。

それを無理矢理抑えつけてしまうのは、臭いものに蓋をするのと同じこと。いつか悪臭を放ち、処分せざるをえなくなります。蓋をしたはずの感情があふれ出てコントロールできなくなります。これが感情のコントロールができない状態です。

あなたが本当に感情をコントロールしたいのなら、感情を抑えることは逆効果だということを認め、これからは感じることを抑えず、しっかり感じることを練習しましょう。感じることとそれを表現することとは別の次元の問題です。適切なアウトプットの方法を知っておきさえすれば、ネガティブな感情を恐れることはありません。適切なアウトプットの方法は、このあと一つずつ説明していきますね。

また、感情のコントロールが難しい人は、ネガティブな感情は「悪だからゼロにしたい」と願っていることが多いですが、それは感情を過剰に感じて苦しくなってしまうからです。

しかし、ネガティブな感情は、自分を守るためのメッセージを教えてくれる、大切な存在。どんなメッセージを受けとれるのかということも後ほどお伝えします。

問題はネガティブな感情を過剰に感じて不適切な行動をとってしまうことであって、感情そのものではありません。今後、感じ方が過剰でなくなれば、適切な行動にうつすことができるようになります。自己肯定感も高まり、それがあなたの人生を豊かにします。

感情というのは、他人の言動や周囲の環境そのものが原因となって生まれるものではなく、それらをどう受けとめたかという各人の受けとめ方によって生まれます。

感情のコントロールとは、ネガティブな感情の原因となるネガティブな受けとめ方を修正することと、生まれてしまった感情についてはしっかり感じて適切にアウトプットすることです。このあと、一つずつ説明していきましょう。

イライラをなんとかしたい

怒りには激怒からちょっとした違和感までさまざまな種類がありますが、ここではいちばん身近な怒りであるイライラを例にお話ししていきましょう。

怒りは弱い感情の裏返しです。つまり、**イライラは弱っていることのサインです。**イライラがひどいときは、それだけ自分が弱っているということ。そんなときに必要なのは、自分へのダメ出しではなく、自分をやさしくケアしてあげることです。

イライラしやすい人は、自己犠牲的な我慢をしていることが多く、他人を甘えさせるばかりで自分自身が誰にも甘えていない「甘え不足」になっていることが多いので、**イライラしているときは、どうぞ自分を存分に甘やかしてあげてください。**

例えば、疲れているならゆっくり休む、家事をしないでダラダラ過ごす、ネイルやお肌のお手入れをする、少し贅沢なものを味わうなど、どうしたら自分が心地いいか、いろいろ試してみましょう。

そうして少し気持ちが落ちついたら、改めてイライラの中身について考え、適切な行動につなげていくことが次の怒りの予防となり、自信アップにもなります。

怒りは欲求不満の感情です。つまり、イライラしやすいということは、それだけ多くの欲求があるということ。そして、物事や他人に対する欲求、つまり期待値と現実とのギャップの大きさが怒りの大きさになるのです。

従って、**イライラの中身を考えるとは、自分が何に対してどういう欲求をもっているのかを正確に知ることです。**欲求がありすぎるために怒りが生じているのですから、その欲求をうまく処理することが怒りを減らすことになります。

では、まず、怒りを生む「べき思考」について説明しましょう。

私たちは、怒るとき無意識に必ず「…べき」「…べきではない」と考えています。これは、物事を100%思いどおりにしたいという期待のあらわれです。この「べき思考」を意識的にみつけて、そのつど語尾を言い換えて期待値を下げる練習をくり返していけば、怒りを減らせるようになります。例えば、「あなたはもっと私の話をちゃんと聴くべき」を「聴いてくれたらいいなあ」、「みんなよそ見をしながら歩くべきじゃない」を「よそ見をしながら歩かないでほしい」などに言い換えて、「べき思考」を上書きします。これをくり返すことで、なんでも１００％思いどおりにしたいという気持ちを少し手放すことができるようになります。

心理学の世界では「他人と過去は変えられない」と言いますが、怒りが強い人の話を聴いていると、コントロールできないはずの他人や状況を変えたがっていることが少なくありません。前の例でも、「べき思考」の主語は他人になっていますよね。

無理なことに執着し続けることほど、意味のないことはありません。イライラしやすい人はムダを嫌うことが多いですが、他人や状況を変えることにこだわるのはまさにエネルギーのムダ使い。あなたの貴重なエネルギーは、自分の精神衛生をよくするために使いましょう。

次に、イライラの解消法ですが、怒りはアウトプットしなければ溜まっていくだけなので、そのつど適切にアウトプットしていく必要があります。

アウトプットの方法は４つ。①その場は我慢して別のところで吐きだす、②直接相手に怒りをぶつける、③間接的に相手に怒りを伝える、④率直に話し合う、です。

どの方法を選ぶかは、その時どれだけの実害を受けたか、相手との関係がどれほど重要かで決めるとうまくいきます。例えば、道でぶつかられたなど通りすがりの人に対して覚えた怒りは、けがをしたなどの実害がないかぎりはスルーして、我慢した自分をほめ、ひとりごとで文句を言ったり、誰かに愚痴を聴いてもらったりします。そして、衝撃を受けた自分をやさしくケアしてあげましょう。

一方、パートナーなど大事な相手に対しては、自分が望んでいることを率直に伝え、問題を感じたことについてしっかり話し合います。怒りを感じたということは、思いどおりにならなかったということなので、そのときの欲求を「私はあなたに本当はこうしてほしかったの。よかったら、今度からこうしてくれない？」とお願いのかたちで伝えられると建設的な話し合いがもてるようになります。

このとき、くれぐれも感情的に「どうしてそうできないの」「こうすべきでしょ」「こうしてよ」などと相手に自分の欲求をおしつけないこと。どんなに自分が正しいと思っても、ダメ出しで相手を否定してはいけません。

我慢というのは、こうした衝動を抑えるためにこそ使うものです。**衝動的な言動をしそうになったら、とにかく間をとってください。**そして、4つのどの表現を使ったらいいかよく考えてください。間をとることは、練習すれば必ずできるようになります。もしうまくできなくても、チャレンジするたびに自分をほめてあげてください。

また、イライラしやすいのは許容範囲が狭いということでもあるので、頭でっかちにならないよう、いろいろな経験をして自分の幅を広げることも怒りを減らす効果があります。

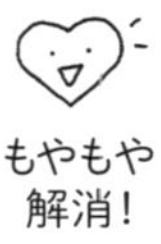
もやもや
解消!

イライラしているときは弱っているサイン。
思いっきり自分にやさしくしてあげて。

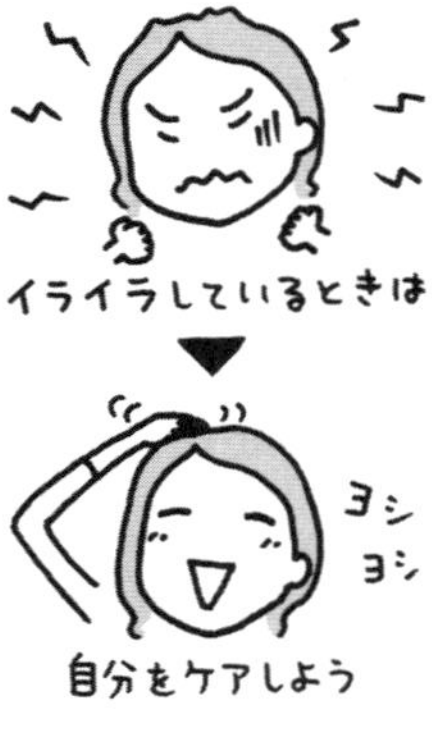
イライラしているときは…
ヨシ
ヨシ
自分をケアしよう

どうしても許せない人がいる…

過去、誰かに裏切られた、いじめられた、嫌がらせをされた、無視された、陰で悪口を言われた、ハラスメントにあった、虐待にあったなどでつらい思いをされ、今もフラッシュバックや人間不信で苦しんでいる方は少なくありません。

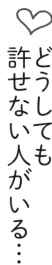

よく「相手を許しましょう」とか「許せばラクになります」のように「許す」ことを奨励するアドバイスをみかけますが、**「許せない」と苦しんでいる人に「許しなさい」と言うのは酷なことです。**

誰かのことを「許せない」と苦しんでいる人は、そんな自分のことも「許せない」と感じていることが多いものです。その人たちに必要なのは、まず傷を負った自分を許し、癒してあげることです。

自分の傷を癒やすより先に、相手を許す必要はありません。「許せない」と思ううちは、無理に許そうと思わなくてかまいません。

誰かを許せないと感じるということは、それだけひどい仕打ちをされ、深い傷を負ったということ。それを、「許さなければ」「許せない自分は人としていかがなものか」などとさらに自分を追いつめてしまったら、傷が癒えるどころか悪化してしまいます。

心配しなくても、傷が癒えれば自然と相手のことは考えなくなります。そんな嫌な相手のことなどもうどうでもいいと思えるようになります。

その傷が癒えていなくて今でも許せないのですから、まずは傷を癒してあげましょう。

では、どうやって心の傷を癒せばいいのかというと、それは安心できる場で傷ついた当時のことを振り返り、悔しかったこと、悲しかったことなどネガティブな気持ちをできれば言葉で明確にして、泣きたければ泣きたいだけ泣く、相手に言ってやりたいことがあればそこに相手がいると仮定して言いたい放題言ってみるなど、自分を守るために封印して未消化になっている当時の気持ちをしっかり味わい尽くすことです。

そして、**「あれだけひどい仕打ちを受けたのだから、傷ついて当然、許せないのも仕方ないよ、今までずっとつらかったね」と自分にやさしい言葉をかけてあげましょう。**

この作業は一人でもできますが、心に負担がかかるものなので、できればカウンセラーなどの専門家にサポートしてもらうと安心です。

他人を許すより先に、まず傷ついた自分を許すこと。

自分を許せて初めて他人も許せるようになります。

もやもや
解消!

無理に相手を許さなくていい。
それより、傷ついている自分を癒してあげて。

ついつい人と比べて妬んだりしてしまう

何かというと人と比べて羨んだり妬んだりして落ちこんでしまい、そんな自分が嫌でさらに落ちこんでしまうというお悩みもよくあります。

完璧な人はいないのですから、人と比べ始めたらキリがなくなって、自分の足りないところばかりがクローズアップされ、どんどん自信がなくなってしまいます。

人と比べることは「百害あって一利なし」ですが、比べてしまうくせをやめるのは簡単ではないでしょう。ですから、まずは、比べてしまったあとの気持ちの整理の仕方を学びましょう。

感情というのは、しっかり味わうことで消化されるので、「今私は羨ましいと思ってる。妬んでるなあ」などと自分の気持ちを認めてあげることから始めましょう。

自分が幸せで満ち足りていれば、他人と比べて羨んだり妬んだりすることはありません。他人のすごい話を聞いても「へー、すごいなあ」と思うだけです。あるいは、素直に「すごいじゃない。かっこいい。ステキ」とほめることもできるでしょう。

しかし、自分が満たされていないと、満たされている他人の話を聞くことがおもしろくありません。その人のことを「ずるい」と感じたり、自分のことを「負けた」と責めて落ちこんだりしてしまいます。

つまり、**他人を羨んだり妬んだりするのは、自分の満たされていない部分が刺激され、それを手に入れられていない自分を責めていることの裏返しなのです。**

従って、自分の気持ちを認めたあとに、何が満たされていないのか、それが本当にほしいのかどうかをよく考えてみましょう。

例えば、けた違いのお金持ちの話を聞いても、それほど落ちこんだり妬んだりはしないものです。そういうときは、「羨ましい」を「憧れるなあ」に置きかえてみましょう。

問題は、身近な人が手にしている、自分でも手に入れられそうで手に入れられていないものです。特に、経済的な問題や愛情関係で問題を抱えている人は、これらが満たされている人の話には穏やかでいられないでしょう。

自力ですぐに解決できないような問題を刺激されれば動揺するのはあたりまえで

す。こうした問題を抱えている人は、信頼できる人やカウンセラーなどに相談し、少しずつでも解決に向けて動き出しましょう。今は目標に向かって頑張っているという実感がもてると、気持ちに余裕が生まれます。

もやもや
解消!

比べてしまうのは満たされない何かがあるから。
その何かに取りくめば、道は開けます。

不安がいっぱいで押しつぶされそう…

将来への不安、結婚ができない不安、自分のことがわからない不安、人間関係がうまくいかない不安など、不安についてのご相談は年々増えている気がします。

不安が強い人は、ほぼ例外なく想像力がたくましく、自分の想像によってより不安になるという悪循環に陥っています。

例えば、Aさんに挨拶したのに返事がなかったとき、「無視された」「私が何かして嫌われたんじゃないか」「そういえば、昨日のあれがよくなかったのかな。それともあれかな」などと勝手にどんどん悪いほう悪いほうへと想像がふくらんでいってしまうのです。しかし、現実は「Aさんから返事がなかった」ということだけ。

その理由は本人に聞かなければわかりようがありません。もしかしたら、何かに気をとられて聞こえなかったのか、あるいは、体調が悪かったのかもしれません。だとしたら、あなたにはまったく関係がないということです。それなのに自分のせいだと思いこんで落ちこんでしまったら、それこそAさんから「面倒くさい人」として敬遠されてしまうかもしれませんね。

不安の対処法は、不安から逃げず、何が問題なのかをみつけ、その問題を解決するために適切な行動にうつすということです。しかし、不安が強い人はたいていこの逆をしています。

例えば、多くの人が考えすぎて不安にならないようにわざと忙しくして気を紛らわそうとしていますが、それではいつまでたっても問題が解決しません。不安は続いてもせいぜい20分程度と言われています。過呼吸の発作もたいてい20分くらいで収まります。だからそんなに不安を恐れなくても大丈夫。それより「今、私は不安を感じているんだなあ」と不安を認め、何を恐れているのかを冷静に考えましょう。

不安が強い人は、対処法として考えすぎないようにしがちですが、問題は考えすぎではなく、考える内容や方向性です。先ほどの例のように、事実をしっかり確認しないまま自分の想像であれこれ悪いほうへ考えることが問題なのであって、事実を確認したうえで、何が問題で、自分はどうしたいのか、そのために何ができるのかということを考えることにエネルギーを使うことが重要なのです。

実際に、不安のご相談でカウンセリングにいらっしゃる方の多くは、何が不安なのかということが漠然としています。例えば、「将来の不安」「結婚できない不安」について、将来の何が不安なのか、結婚できないと何が不安なのかということをお聞きしても、たいてい「よくわからない」と返ってきます。

人はわからないと不安になります。身体の調子が悪く病院で検査の結果を待っている時、言いしれぬ不安を感じるのは、どんな結果が出るかわからずあれこれ悪いほうへ想像してしまうからです。でも結果が出てしまえば、それまでの得体の知れない不安は消え、その結果に対してどうしていけばいいかということに意識が向きます。治療が必要なら治療に集中すればいいので、漠然とした不安はなくなります。つまり、不安の原因となる「恐れ」の中身を明らかにすることが肝心なのです。


将来が不安な人は、将来の何を恐れているのでしょう。お金のことか、健康のことか、孤独になることか。あるいは、どんな将来を望んでいるのでしょう。また、結婚できない不安とは、何を恐れてのことなのか、結婚に何を求めているのかなどを、具体的に何でも思いつくまま書いてみましょう。

そして、自分でコントロールできることとできないことを分け、具体的に自分ができることをみつけて、早速少しずつでも行動するようにしましょう。

過剰な不安は、ほとんどが自分の想像力によるものです。不安が強いときは、考える力の使い道を軌道修正すれば、不安がおさまります。せっかく考える力があるのですから、思考停止したりしないで、ぜひ有効活用してください。

また、不安が強い人は何もしないでゆったりリラックスするということが苦手なことが多いですが、リラックスしていれば不安にはなりにくいので、瞑想や呼吸法、ヨガなどリラックス系で興味のもてるものを何か生活に取り入れてみましょう。

ご参考までに、根本的な問題として、もしあなたに子供の頃から親をはじめ他人の顔色を伺うくせがあると、主体性や自己肯定感が育っていない可能性があります。そうすると、自信がないので依存的になりやすく、不安にもなりがちです。その場合は47頁にご紹介したアダルト・チルドレンの回復のワークが役に立つでしょう。

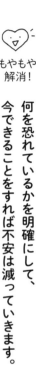

もやもや解消！

何を恐れているかを明確にして、今できることをすれば不安は減っていきます。

焦ってパニックになりやすい

焦りもやっかいな感情です。不安とセットで感じることが多いかもしれません。

焦りを感じやすいのは、時間に追われているとき、すべきことができていないとき、人と比べて自分が劣っているのではないかと思うとき、急に意見を求められて何かすぐに言わなければならないときなどでしょう。

焦っていると、考えも行動もカラ回ってしまって、ただでさえ予定どおり進んでいないのにさらに進行が遅れてしまい、「もうどうしたらいいのかわからない」とパニック状態に陥りがちです。

前に説明したように、感情はしっかり味わうことで消化されますから、焦っているときは「ああ、今焦ってるなあ」とまず焦りを認めてあげましょう。

そのうえで、**「大丈夫。落ちついてひとつずつゆっくりやれば間に合うから」**と

自分にくり返し言い聞かせてあげましょう。

焦ると何か忘れたり、どこかにぶつかったり、ろくなことがありません。

実は私もよく焦ります。私の場合は、出かける前に時間がなくなってきて焦る、細かいことをよく忘れ、それを思い出したときに焦ることが多いです。

経験上、焦っていいことはないと身をもってわかっているので、「今焦ってるよね。うん、焦ってる。でも大丈夫。落ちついて。あとやることは、AとBとC。でも、Cは今無理にやらなくてもなんとかなるから、とりあえずAとBを丁寧にやろう」などとひとりごとをつぶやきながら支度をしています。

そして、焦ってしまっても、結果的に大事にいたらなければ上出来と自分をほめるようにもしています。たとえギリギリになっても間に合えば「よくやった」、忘れ物をしてもなんとかカバーできれば「すばらしい」と自画自賛して、窮地を乗り切った自分をほめるのです。

焦りやすいのは昔からなので、そう簡単には変えられませんが、そうやって、焦ってもなんとか乗り切れることを自信にしていければ、焦りも悪くありません。

焦りや不安を感じると、「どうしよう」とオロオロするばかりで何も手に着かないことになりがちですが、これを「どうしたらいいか」「今何をしたらいいか」に変換して考えるように練習していけば、焦りとうまくつきあえるようになります。

くれぐれも焦っている自分にダメ出しして、さらに自分を追いつめることのないようにしてくださいね。

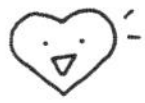

もやもや
解消！

焦っているときは、落ちついて目の前のことができるよう自分を応援しましょう。

落ちこみやすく、なかなか立ち直れない

もともと自信がなく、何かというと自分にダメ出しをする傾向がある人は、ちょっとしたことでも「やっぱり私はダメなんだ……」などと落ちこむことが多いもの。おそらく、無意識のうちに、何かと他人と比べて優劣や勝ち負けを決めることが身についているのでしょう。

残念ながら、能力には個人差があります。しかし、それが人の価値を決めるのかというと、そうではありません。

例えば、仕事ができることと人間性は必ずしも一致しません。社会的地位のある人がパワハラをしてニュースになるのがいい例です。

あるいは、プライベートで、結婚して子供がいれば「勝ち組」なのかと言えば、そんなこともありません。カウンセリングでも、結婚して子供がいる人のご相談は、

状況が複雑なだけにとても深刻です。

落ちこみやすい人は、何かにつけ「こうあるべき」という非常に高い理想像があり、それに届かない自分はダメ人間だと思って落ちこむパターンがあるのですが、これも、前に触れた自己肯定感と大いに関係があります。

子供の頃にたとえ結果がでなくても頑張ったプロセスを認められた経験があれば、むやみに他人と比べたりせず、自分なりのベストを尽くせばいいと思えるようになります。できることはやったのだから、結果できなかったとしても仕方がないと思えます。

しかし、結果でしか評価してもらえない経験をしていると、どんなことでも結果を出さなければダメだと思いこんでしまうようになりがちです。しかも、中途半端な結果では満足できず、常にナンバーワンをめざすようになるので、たいていは挫折感を味わうことになります。こんなことが続くと、結局自分はダメだという思いが強化されていき、自分はダメだと落ちこむことに慣れてしまいます。

たとえネガティブな感情でも、慣れ親しんだパターンで安定してしまうケースはよくあることです。

このような傾向がある人は、今までのパターンを崩すために、人と比べて自分にダメ出しすることを減らし、頑張った自分を自分でほめる練習をしてみてください。

人生は仕事ではないのですから、**結果も評価も必要ないと自分に何度も言い聞かせてあげましょう。**

また、いつまでもクヨクヨしてしまうのは、例えば骨折したとき、その原因を追究し続けるようなものです。起きてしまったことにこだわっても事態は改善しないと自分によく言い聞かせ、状況をよくするためにエネルギーを使うようにしましょう。

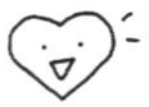

もやもや
解消！

結果がでなくても、自分なりに頑張ったら大いにほめてあげましょう。

孤独に耐えられない

最近、婚活がうまくいかないというご相談が増えていますが、結婚したい理由をお聞きすると、「将来、孤独になることが不安だから」と答える方が少なくありません。また、一人になることが不安でパートナーと別れる決心がつかないという人もいます。

しかし、そもそも人間は孤独な存在であり、死ぬまで孤独からは逃げられません。

よく混同されがちですが、孤独と孤立は違います。

孤立は一人ぼっちで寂しいイメージですが、孤独というのは精神的に自律していて、一人でも楽しめ、誰かと楽しむこともできるというイメージです。多くの人が恐れているのはおそらく孤立であって孤独ではないのではないかと思うのですが、もし、それでも孤独を恐れているのだとすると、少し問題かもしれません。

大人になるということは、誰かに自分のすべてを理解してもらったり、誰かと完全にわかり合ったりすることはできないと悟り、だからこそわかり合いたい相手とはコミュニケーションを密にする努力を惜しまないということ、言い換えれば、他人にわかってもらおうとするより自分で自分のことをわかって、自分の意思で自分のために必要な行動がとれるということです。

実際に、孤独を恐れている人は、「よくわからない」「なんとなく」という言葉をよく使いますし、他にも、一人では決められない、責任をとれない、何より「わかってほしい」という願望がとても強いと感じます。

残念なことですが、誰かにあなたのすべてをわかってもらうのは不可能です。

唯一あなたのすべてを受け入れ理解してくれるのは、あなた自身です。これほど絶対的な味方はありません。死ぬまで常に一緒で、何があっても裏切らない大親友です。あるいは、宇宙や自然など自分を超えた大いなる存在とのつながりを感じることで、自分は一人ぼっちではなく、生かされている存在なのだと感じることもできるでしょう。

そうやって、**自分で自分を満たしながら孤独を抱えて生きることを受け入れてい**

れば、孤独に脅えることはなくなります。

どんなに家族やパートナー、友人がいても、自分で自分を満たせなければ、孤独感は消えないでしょう。むしろ、わかってくれない相手への不満や執着がつのって、相手がいるぶん、孤独を強く感じるようになるかもしれません。

もやもや
解消！

人は孤独な存在。他人に頼るより、自分で自分を満たしてあげましょう。

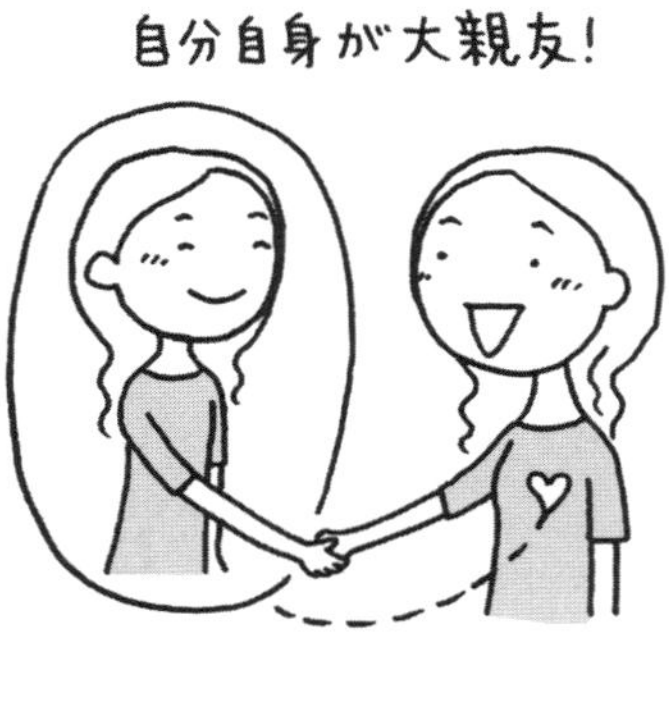

自分の気持ちがわからない、他人の気持ちに振り回されやすい

感情のコントロールができないというお悩みがある一方で、自分の気持ちがわからないというお悩みもあります。

例えば、誰かにいじられて笑われたとき、一緒になって笑いながら内心は傷ついているのだけど、そうしたネガティブな気持ちは見ないようにしていると、なんとなくモヤモヤした後味の悪さだけが残ります。

また、誕生日に何かもらっても、表面的には喜んでみせるけれど、実はそんなに嬉しいわけじゃなく、相手を喜ばせようと嬉しいふりをしているだけということもあります。

あるいは、本当はつらくて仕方ないのに、つい平気なふりをしてしまってストレスが溜まり、不眠やめまい、頭痛など、身体が悲鳴をあげてSOSを訴えてくる心

身症の症状が出て、初めて医療につながる人もいます。

自分の気持ちがわからないというのは、生きている実感がもちにくく、とてもつらいことです。こういうお悩みを訴える方は、よく「フワフワしている感じ」と口にされます。確信できるものがないので、何を頼りに動いていいのかわからず、結局その場しのぎ的にまわりに流されているような感じなのでしょう。

自分の気持ちがわからない人は、他人の気持ちの変化にはとても敏感で、他人のネガティブな感情に振り回されることが多いようです。

もしかしたら、子供の頃、親に感情の波があり、怒らせたり悲しませたりしないように顔色を伺うことが多かったのかもしれません。または、親が無関心で寂しかったのかもしれません。あるいは、学校でいじめられたことによって、他人に嫌われることがとても怖くなってしまったのかもしれません。

こうした経験があると、どうしても自分より他人の機嫌を優先し、無意識に機嫌をとるようになります。自分の気持ちを後回しにするくせがついてしまっていると、いざ知ろうとしても自分の気持ちがわからないのも無理はありません。

これは能力の問題ではなく、経験値の問題です。

これからは、今までのぶんを挽回すべく、日々、自分の気持ちを意識する練習をしていきましょう。具体的には、五感、つまり見えるもの、聞こえるもの、身体に触れるもの、味、匂いについて、いちいち、「好きか嫌いか」「どんなところが好き（嫌い）か」を意識します。

好き嫌いは個人の自由です。誰かに気をつかうこともありません。そうやって自分の感覚を少しずつ取り戻していきましょう。

自分の好き嫌いがはっきりわかるようになることで、自分の判断基準ができてきます。他人に振り回されるということは、判断基準が他人の機嫌になっているからです。

しかし、自分のなかに判断基準がもてるようになれば、他人の顔色に一喜一憂する必要はなくなります。物事に対してどんな受けとめ方をし、その結果どんな気持ちになるかは、１００％本人の自由です。同じ状況にあっても、人によって感じ方が違うのは、それぞれ受けとめ方が違うからです。

ネガティブな気持ちになる人は、必ずネガティブな受けとめ方をしています。そして、受けとめ方は誰に強制されているものでもなく、それぞれの人が自由に選択できるものです。だから、ネガティブな気持ちを減らしたければ、自分のネガティブな受けとめ方を変えればいいんです。もちろん、変えたくなければ変えなくてもかまいません。

つまり、自覚のあるなしにかかわらず、**不機嫌な人は自分で不機嫌を選んでいるのです。他人の不機嫌はあなたの責任ではありません。**あなたはそのきっかけは作ったかもしれませんが、それをどう受けとめどう感じるかはすべてその人の自由、その人の責任です。

あなたはあなたの気持ちにだけ責任をとればいいんです。それができるようになれば、他人の顔色を伺ったり、他人の機嫌に振り回されたりすることは自然になくなるはずです。

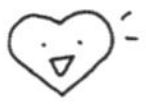

もやもや解消！

どんな感情をもつのもあなたの自由。
だから他人の顔色に責任を感じなくても大丈夫。

Column 1

アダルト・チルドレンについて

生きづらさを抱えている人の話を聴いていると、子供の頃、親からの無条件の愛情を感じられておらず、自分に自信がもてない、価値を感じられないということが少なくありません。

これは、経済的に恵まれていたかどうかとは関係ありません。親がほどよい距離感であたたかく見守ってくれている感じがしていたかどうか、安心して自分らしくいられたかどうか、本能である甘えが満たされていたかどうかが大事なのです。

アダルト・チルドレン（以下ＡＣ）は正式な診断名ではなく、機能不全の家庭に育ったことにより生きづらさを感じたまま大人になった人たちを指す呼び方です。身体の暴力は言うまでもなく、言葉の暴力、無関心、過干渉、過保護、世間体を重視、兄弟姉妹や同級生などと比べる、ほめない、子を愚痴の聞き役にするなど、子供が子供らしくいられないような家庭は機能不全を起こしています。

ＡＣの人は、自分がそうだと認めるまでは、自分の生きづらさは生まれつきの性格が悪いからだと思いこんでいることが多いのですが、ＡＣだと認めることで、これは生育歴の問題であり、努力次第で修正可能だと希望がもてるようになります。

とはいえ、今までのすりこみを変えていくには相応の努力が必要です。特に、考え方のくせやコミュニケーションのくせを変えるには時間がかかりますが、練習を続ければ必ず変えることができます。

ＡＣの回復のワークとは、生育歴を丁寧に振り返り、抑えていたネガティブな感情を安心・安全な場所でアウトプットして消化してあげること、傷ついたままの小さい頃の自分であるインナーチャイルドをしっかり癒してあげること、今までのコミュニケーションパターンを振り返り、効果的なスキルを学び身につけること、考え方のくせを見直すこと、感情のコントロールを学ぶことなどをとおして、ありのままの自分を認め、自分で自分を満たし、自分のために生きていけるようになることを目指すものです。

今は、ネットや本で多くの情報が得られますし、対応しているカウンセリングも増えているので、興味のある方は、ぜひ調べてみてください。

Chapter 2

本当の自信を身につける

自信がない…

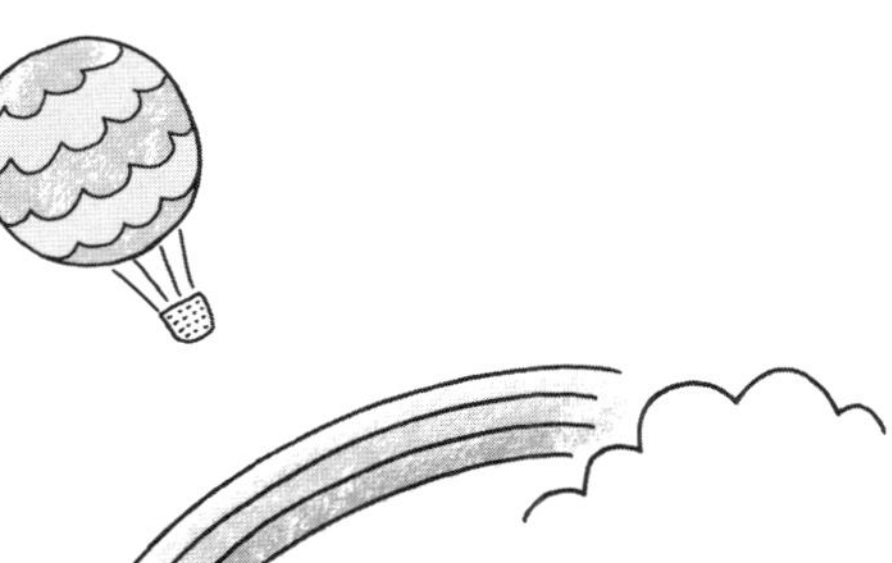

カウンセリングにいらっしゃる方の多くが、自信がないとおっしゃいます。しかし、よくお聞きすると、どうも自信の意味を誤解されていることが多いようです。

本当の自信というのは、何かの成果に対してもつものではなく、ありのままの自分を受け入れている自己肯定感のもと、ありたい自分でいるそのありように対してもつものです。例えば、「自分に正直でありたい」「思いこみにとらわれず、物事をありのまま受け入れたい」のように、自分が望むあり方を求める生き方が、自分の価値、すなわち自己肯定感を高めてくれるのです。

ところが、多くの人は、自分を認めることより、何かをなして他人に認められることにばかりとらわれています。たしかに仕事では成果が求められますが、それは報酬を得るためのものであって、生き方にまでもちこむ価値観ではありません。

生き方に成果を求めるということは、病気や加齢によって結果を出せなくなった病気の人やお年寄りは存在価値がないと言っているのと同じことです。生き方に成果を求めるということはそういうことです。いかにもつらそうな人生ですね。

成果主義の人は達成感を求める傾向がありますが、自己肯定感で大事なのは充足感です。達成感を求めていると、「もっともっと」とキリがなくなって休むひまがありません。一方、充足感が得られると、「今はこれで充分」と満たされた感覚を味わうことができます。こうした自己肯定感は本来、養育者に育ててもらうものです。未熟でできないことばかりの子供の頃に、できなくてもその存在だけで価値があるとしっかり認めてもらっていたか、結果がでなくても頑張ったことをほめてもらっていたかなど、無条件の愛情を受けとれたかということがポイントです。

自信がないということは、自分に価値を感じられないでいるということ、無条件の愛を受けとった実感がなく、本当は愛情がほしいのに「こんな自分は誰からも愛されないのではないか」と不安に脅えているということ。そのため、誰かが好意を示してくれても心から信じられず、つい試すようなことをしてしまうことも。素のままの自分を愛されたことがないので、素直になることが怖くて仕方ないのです。

無条件の愛情は、これからは自分で自分に与えてあげましょう。イメージのなかで自分が自分の理想の親となり、ありのままの自分を認め、できないことで自分を責めるのではなく、できていることをほめていけば、自分で自己肯定感を育てることができます。

自信をもつ、つまり自己肯定感を高めることは一人でいつからでもできます。

そのためには自分で自分を満たすことが必要です。具体的には、自分のことをよく知ること。自分の好き嫌い、自分の気持ち、自分の欲求を知って、できるだけ自分を快適にしてあげることです。これは自分を大切にするということと同じです。

嫌なことは我慢してやるより、できるだけしないですむ工夫をしましょう。嫌なことを我慢しても、報われることは滅多にありません。ほとんどが消耗するだけに終わります。しかし、嫌なことを避けるためにエネルギーを使えば、自分を守れたという充足感と、自由な時間が得られます。自分がどうすれば快適で機嫌よくいられるかを知り、できるだけそうした環境を自分に与えてあげましょう。自分の欲求を満たすことで自己肯定感が育ち、自信がついていきます。

こうしたことに慣れていないと、自分の欲求を満たすことがわがままで自分勝手なことのように思われるかもしれませんが、それは大きな誤解です。他人の欲求を満たすためにも、まず自分が満たされていなければなりません。他人に喜ばれたいなら、なおさらたっぷり自分を満たしてあげてください。遠慮せずに堂々と。

自信をもちたいなら、自分を大切にしましょう。自分の欲求を満たしてあげましょう。今までそれが足りなかったから自信がないのだと認めましょう。

自分が何がしたいかわからない

前の章で「自分の気持ちがわからない」というお悩みがありましたが、自分の気持ちがわからない人は、自分が何をしたいのかもわからないことが多いものです。

そのため、「あなたはどうしたいですか」と聞かれると本当に困ってしまいます。

自分の気持ちや欲求がわからないのは、生まれつき能力がないからではなく、自分の気持ちや欲求をしっかり聴いてもらえる機会に恵まれなかったからです。経験が少なければうまくできないのはあたりまえです。 つまり、今からでも練習をかさねて経験値を上げていけば、いくらでも上手にできるようになるということです。

ただし、練習相手は自分です。子供であれば親や先生などの大人に上手に聴きだしてもらえるかもしれませんが、大人になるとそうはいかないので、一人で聞き役と話し役の二役になり、「本当はどういう気持ちだった?」「本当はどうしたかった？」などと自分に問いかけてみましょう。

慣れないと自由に答えるのは難しいので、初めのうちは「怖かった？　恥ずかしかった？　悲しかった？　悔しかった？」「違うって言いたかった？　相手をひっぱたいてやりたかった？」などと、選択肢をいくつか投げかけ、少しでも近いものを選び、それを掘り下げてぴったりした言葉をみつけていくといいでしょう。あるいは、日常で目についたものについて、どう思うか、好きか嫌いか、その理由は何かなどと自問自答の練習も効果があります。

もし一人で取りくむ自信がない人は、カウンセラーにサポートしてもらってもいいでしょう。家族や友人にはなかなか話せないことでも、カウンセラーになら遠慮しないで安心して話せるということもあります。何より、カウンセラーというのは何を言ってもダメ出しをしないで受け入れてくれる人です。一時的な関係ではありますが、無条件の愛情を味わうつもりで利用されてはいかがでしょう。

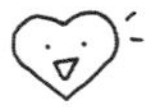

もやもや解消！

自問自答をくり返していけば、だんだん自分のことがわかってきます。

人の意見に流されやすい

考えすぎて困るという人がいる一方で、あまり物事を考えないという人もいます。しかし、あまり考えないのも困りものです。なぜなら、日頃から考えていないと、いざというときにも考えることができないからです。

いざというのは、人生において重要な決断を迫られるようなときのこと。例えば、進路を決めるとき、誰かとつき合ったり別れたりするとき、結婚や離婚を決めるとき、転職するかどうか決めるとき、まわりの人はそれぞれの立場で好きなことを言いますから、自分の考えがないと、どうしたらいいかわからなくなってしまいます。

いくら親身になって相談に乗ってくれる人がいたとしても、最後は自分でしっかり考えて決めないと、決めたことに責任がもてず、もしうまくいかないとずっと後悔することになります。

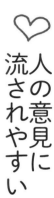

あまり考えないということは、自分のことをよく知らないということです。自分のことを知らないと芯ができません。自分の中に芯がないと、まわりに影響されやすくなり、すぐにぶれてしまいます。Aさんの言うとおりにしていたのに、Bさんにまったく違うことをアドバイスされたら大混乱に陥ってしまいます。また、占い依存となって、決めなければならないことは占いのとおりにするという人もいます。

物事をあまり深く考えない人は、思いつきでその場しのぎ的にやり過ごす傾向があります。また、どこか地に足がついておらず、絶えず焦っているような印象があります。きっと、本人も芯のあるぶれない自分になりたいと思っているのではないでしょうか。

そのためには、とにかく考える練習を積み重ねるしかありません。何をするにも、一つ一つ自分はどうしたいのか、なぜそうしたいのかと考えましょう。

いちばん手軽なのは、毎日何を着るか、何を食べるかについて考えることです。今日はどんな格好をしたい気分か、何色がいいか、今お腹がすいているか、何を食べたいかなど、自分の気持ちや欲求に耳をかたむけることです。さらに、その理由を三つ以上考えるようにするととてもいい訓練になります。

あまり深く考えなくなった原因には、過去に考えても仕方ないという何らかの経験があったのだと考えられます。当時は考えないことで自分を守っていたのであり、それは生きていくうえで必要なことだったのでしょう。しかし、今は自分で自分を守れます。そのためにも、勇気をだして考える力を堂々と取り戻してください。

もやもや解消！

自分のことを深く考えることを続けると、芯ができてぶれにくくなります。

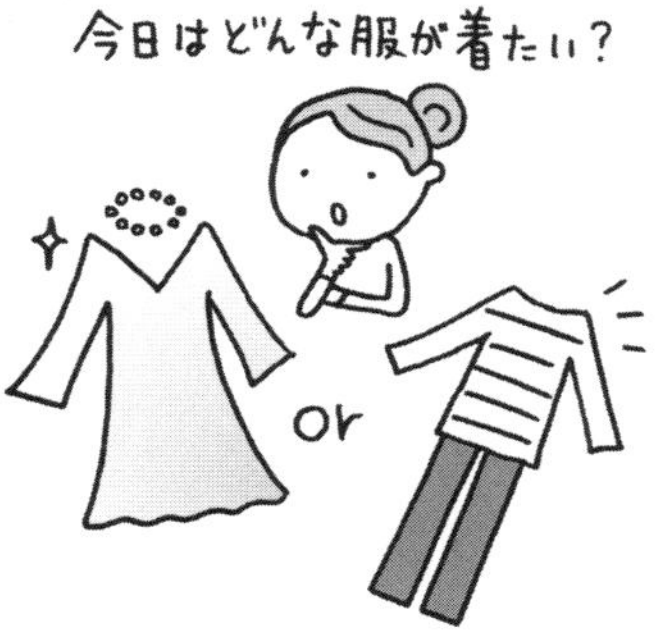

何かにつけ罪悪感を感じる

仕事で何かトラブルが起こったり、誰かが不機嫌そうにしていたりすると、つい「自分が何かやってしまったんじゃないか」、「自分が悪いんじゃないか」と思ってしまい、自分とは関係ないとわかってもずっと気になってしまう、果ては「悪いことはすべて自分の責任ではないか」と思ってしまうのは、責任感が強いのを通りすぎ、責任への過剰反応です。

罪悪感のもとになっているのは、「自分には価値がなく人に迷惑をかけるだけの罪深い存在だから、幸せになってはいけないのだ」という思いこみです。

そのため、例えば楽しい思いをしたり、美味しいものを食べたり、のんびりした気分を味わったりするのもどこか後ろめたい気がしてしまうこともあります。家事をしなかったり、プライベートの時間をだらだら過ごしてしまったりしたときなどは、「やっぱり私は価値がない存在だ」と罪悪感で自分を責めることでしょう。

おそらく、大人になるまでに、直接もしくは間接的に、自分は幸せになってはいけないというメッセージを受けとってきたのでしょう。子供の頃に親や友達に受け入れられたという実感がないと、なかなか自分の価値を感じられないものです。当時は、彼らが世界のほぼすべてだったからです。しかし、大人になった今は、彼らとは別の世界をもち、彼らの評価や承認や援助がなくても自分を養って生きていけます。だから、彼らからのメッセージをいつまでも守ることはありません。

あなたには幸せになる権利があります。あなたが幸せになることに誰の許可もいりません。もうみんなの責任を背負い込まなくていいし、もうそんなに遠慮しなくていいんです。

それに、実はあなたが他人の責任をとってしまうと、本来責任をとるべき人が責任をとる機会をうばうことになるのです。あなたが責任をとってくれるので、自分は責任がないと勘違いしてしまう人がでてきてしまうのです。

あなたのまわりに、あなたに責任を押しつけてくる人はいませんか。もしかしたら、あなたの罪悪感がそういう人を生んでいるのかもしれません。

つまり、罪悪感によって事態が改善することはないということです。ただあなたの気持ちが落ちこむだけで、結局は誰も責任をとらなくなるとしたら、罪悪感とはむしろ有害なものだと言ってもいいでしょう。

また、少し厳しく言えば、罪悪感というのは実は「しない」「できない」ことの体《てい》のいい言い訳です。自信のない人、責任がとれない人、依存的な人は責任回避のために言い訳や前置きをする傾向がありますが、罪悪感はその一つです。

「したくないからしない」「力がないからできない」と自分の意思や能力を認めれば自分を責める必要はなくなるのに、認められないがために「罪悪感」という言葉を使って自分を責め、なんとなく責任をとった気になっているのです。

しかし、実際は何の責任もとっていないし、何も改善していません。あなたにも何か心当たりはありませんか。私もかつて何かというと罪悪感を覚え、そんな自分を謙虚でいい人間だと勘違いしていました。しかし、罪悪感は何も生まないどころか現実逃避だということを知って愕然とし、罪悪感を手放すことができました。

ではどうやって罪悪感を手放すのかというと、「私が悪いのでは」と思うたびに、「本当に私が悪いのだろうか」と客観的に状況を見て、冷静に判断します。そして、

「悪くない」あるいは「悪いとは言い切れない」と思えば、「そんなふうに責任を感じなくていいよ」と自分に言い聞かせてあげるようにします。

例えば、仕事のトラブルに実際に関わっていなければ「私の責任ではない」、誰かが不機嫌になっていても「不機嫌になるのはその人の自由。私のせいではない」、楽しむことに後ろめたさを覚えるときは「楽しんでも誰にも迷惑をかけたりしない」、時間をムダにしてしまう自分を責めてしまうときは「私の時間は私の自由。好きに過ごしても何も悪くない」などと、自分に言ってあげましょう。

よく、罪悪感がなくなると反省しなくなって、怠け者か傲慢な人間になるんじゃないかという不安を聞きますが、罪悪感がなくても反省はできますし、傲慢にもならずにいられます。むしろ、罪悪感がないほうが、冷静に状況を把握でき、反省や学習も効率的にできる気がします。少なくとも私自身に関しては、何も不都合はありません。私は罪悪感を手放せて本当に幸せです。

もやもや
解消！

「私は幸せになってもいい」と自分に許可を出して、不要な罪悪感を手放しましょう。

役に立たないと存在価値がないと思ってしまう

カウンセリングをしていてこの頃気になることに、「人の役に立って喜んでもらう」ことが自分の存在価値だと思いこんでいる人が多いということがあります。

「役に立って喜んでもらう」というのは、言い換えると、「他人から必要とされる」ことですが、役に立って必要とされることが自分の存在意義だと思っていると、「人の役に立てていないと自分には存在価値がない」と思うようになってしまいます。

そうすると、どんなに自分が苦しくても、他人に必要とされ喜んでもらうことを最優先にするようになります。自分のケアは後回しにして、他人の顔色を伺い機嫌をとるのです。

こんなふうに他人に一生懸命気をつかっていると、他人の顔色には敏感に反応するようになりますが、反面、自分の気持ちの変化には気が回らなくなり、だんだん

感覚が鈍くなってしまいます。そして、気がついたときには自分の気持ちや欲求がわからなくなっており、自分がどうしたいのか、何のために生きているのかわからないという無力感に襲われてしまうのです。

人の役に立ち、喜んでもらえるのはすばらしいことです。誰かから必要とされれば自分の価値を感じられます。しかし、誰かの役に立って誰かに必要とされることだけが生きている価値かと言えば、決してそんなことはありません。いちばん大事なのは、自分で自分の役に立ち、自分を必要とすることです。

最近は、援助職の代表である看護師の方からのご相談も多いのですが、共通しているのは、真面目すぎるほど真摯に仕事に取りくんでいるものの、ご自身のケアについては意外と無頓着で、仕事以外の楽しみが少なくストレスを溜めて苦しんでいることです。

溺れている人を助けるときも、まず自分の安全を確保してからと言われています。そうしないと、最悪共倒れになってしまうからです。カウンセラーも援助職のひとつですが、長くいい仕事をするために日々のコンディション作りは欠かせません。

具体的にどうしたらいいかというと、今まで他人に対してしてきたことを、自分にしてあげるだけです。自分の気持ちの変化に気づき、自分のしたいことをして、したくないことをしないようにする、そうして、自分をできるだけ喜ばせてあげましょう。

そして、自分に向かって、「もう無理して他人の役に立たなくてもいいよ。これからはもっと自分の役に立とうね」と、初めはウソでもいいからそう言ってあげてください。

もやもや解消！

無理に他人の役に立たなくてもＯＫ。
それより自分の役に立ちましょう。

自分を認めてほしい！

承認欲求という言葉がありますが、世の中には「認められたい」人があふれています。ソーシャルメディアには、自己アピールがこれでもかというくらいに投稿されています。カウンセリングでは「認められたい」とはっきり言う人もいれば、間接的に訴えてくる人もいます。

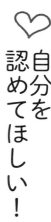

では、他人に認めてもらえればそれで満足なのかというと、実はそうではありません。

よく例に出すのですが、亡くなった歌手のマイケル・ジャクソンは、あれだけ世界的な人気と巨万の富を得ていたのに、最期まで孤独なイメージがつきまとっていました。他人に認められるという意味では、彼ほど認められた人はいないというほど多くの人に認められていたわけですが、おそらく彼は自分自身を認められなかったのでしょう。整形手術をくり返し受けていたのも、自分に満足できずにいたからだと思われます。

承認欲求というのは、まず自分で自分を認めることが土台にあって、そのうえで他人にも認められたいと願うのが健全な順番です。それを、土台がないまま他人に認められようとすると、「もっともっと」とエンドレスに承認を求め続けることになります。穴のあいた受け皿に水を受け続けるようなものです。

現状に満足してしまうと成長しなくなると恐れる人もいますが、それは大きな誤解です。「足るを知る」ことができてないから、満たされなさを感じてしまうのです。また、人の存在価値は、誰かに評価され認めてもらうことではありません。

誰でも生きていることそのものに価値があるのであって、あなたの人生は誰かのためのものではありません。しかし、他人に認めてもらいたい気持ちがとても強いということは、今までありのままの自分をしっかり認めてもらえた実感がないのかもしれません。

こういう経験をしていると、どうしても自分の存在価値を感じにくく、大人になっても他人から認めてもらいたいと執着してしまいがちです。しかし、冷静に考えれば、親からもらいたかった無条件の愛情を、今から他人や親に求めても、無理だということがわかるでしょう。

今できることは、イメージのなかで自分が自分の理想の親となり、思う存分たっぷりと無条件の愛情を注いであげることです。大人になれば、自分で自分を認め、満たすことができるようになります。**自分へのダメ出しをやめて、ささいなことでも自分をほめ、絶対的な味方になって応援し続けることでだんだん自信もついてきます。**

もやもや
解消！

他人に認めてもらうより自分で自分を認めることが先。
あなたがあなたのいちばんの味方。

ダメな自分を好きになれない

自信がない人は、自分へのダメ出しにはなぜか自信をもっていて、カウンセリングやセミナーのワークで自分の長所短所をあげてもらうと、長所はなかなか出てこないのですが、短所となるといくらでも出てきます。

それだけ嫌な部分があれば、自分を好きになれないのも無理もないでしょう。そこで、嫌なところを少しでも受け入れられるように、短所を長所に言い換え、それが役に立っていることを考えてもらうというワークをしています。

例えば、「頑固」→「意思が強い」「ぶれないので、周囲に惑わされない」、「優柔不断」→「慎重」「やさしくて、人の気持ちがよくわかる」のように、普段見ないようにしている自分の弱点を別の角度から見る練習です。

このワークは、自分のことだと思うと難しいかもしれませんが、もし友達がこういうコンプレックスに悩んでいると相談してきたらどう慰めるかと考えると、いろいろな言葉がでてくるものです。セミナーでは、参加者同士でアイディアを出し合って言い換えをしていただくのですが、そうすると、お互いにほめ合うことになって、とてもあたたかい雰囲気になります。

また、自分のことが好きになれない人は完璧主義の傾向が強く、他人に欠点があることは許せるのに、自分に関しては許せないという人も多いのですが、あなたはいかがですか。完璧な人はいないと頭ではわかっているけれど、自分には完璧を求めてしまう理由は何でしょうか。

ダメ出しをされて存在まで否定されたように感じたつらい経験があって、完璧じゃないと認めてもらえないと思うようになってしまったからでしょうか。

もし、そんな経験をされていたら、ダメなところがある自分を許せず好きになれないのも仕方がないでしょう。当時はダメな自分が諸悪の根源だとさえ思っていたかもしれません。しかし、今なら、誰にでもできないことはあるのに、それを取りあげて人格を否定するような言動をした人たちのほうに問題があると気づけるのではないでしょうか。今なら、ダメなところがあることは悪いことではないと思えるのではないでしょうか。

どうぞ自分を好きになれなくなった頃に戻り、当時の自分に「ダメなところがあっていいんだよ。完璧じゃなくていいんだよ」と言って抱きしめてあげてください。

もやもや解消！

ダメなところがあるのが人間。
完璧じゃないところが、その人らしさや魅力にもなります。

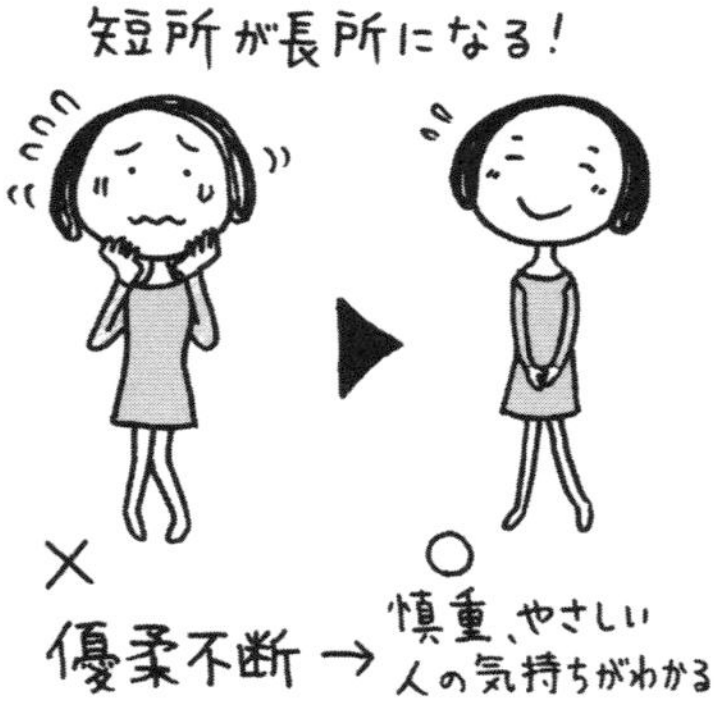
短所が長所になる！
×
優柔不断
○
慎重、やさしい
人の気持ちがわかる

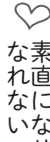

素直になりたいけど、なれない

「本当は言いたいことがあったのに言えなかった」、「内心ムッとしたけど、一緒に笑ってごまかしてしまった」、「すごく嬉しかったけど、恥ずかしくて無表情をよそおってしまった」、「気が進まなかったけど、飲み会を断れずに行って疲労困憊した」などなど、本心と裏腹な言動をしてしまい、後悔したり自己嫌悪に陥ったりするということはありませんか。

実は、私自身ずっとそれで悩んでいました。母から子供の頃、「わがまま。素直じゃない。ひねくれている」と言われ、自分でもずっとそうだと思っていました。そして、社会人になって数年たったある日、はっきり「素直になりたい」と思ったことを今でも覚えています。

私は、親に認めてもらいたくて、ずっといい子でいようと頑張っていましたが、一方でモヤモヤとした違和感も抱え続けていました。今思うと、自分の意思に反して母のご機嫌取りをしていた私の言動が「素直じゃない。ひねくれていた」のはそのとおりだし、母の期待から外れた言動を「わがまま」だと言われていたのだとわかりますが、当時は本当に自分の性格が悪いのだと思っていました。しかし、「素直になりたい」と決意したあと、とても魅力的な女性が「嫌なことはしない」と明るく語るのを目にし、世界が崩れるような衝撃を受けたのです。

それまで私は、親に気に入られるためには我慢して嫌なことでもしなければならないと思いこんできました。我慢して言うことをきくことが親に認められる尊い行為だと信じていたので、「嫌なことをしない」などという発想は思いつきもしませんでした。それなのに、その女性はとても自然体でキラキラして見えました。

「そうか、嫌なことはしなくてもいいんだ。嫌なことをしなくても素敵でいられるんだ」

その時、素直になることと嫌なことをしないことが両立することを初めて知った気がします。そして、嫌なことをしていたから素直になれなかったということにも気づきました。人は誰でも、生まれたときはありのままの素直な状態です。初めは誰でも快・不快の本能によって生きています。そこから少しずつ本能を調整して社会に適応することを学んでいきます。

この過程で自分の気持ちや欲求を否定される経験をすると、自分を抑えるくせがついてしまい、普段の我慢の反動から、何かの拍子に攻撃的になりやすくなります。

言いたい放題言うことと素直になることとは違います。しかし、我慢することが多いと、何も言わないか言いたい放題言うかという極端な表現になりやすく、それ以外は、せいぜい嫌味を言うか、思わせぶりな発言をするくらいになります。どちらも、素直な表現とはほど遠いものです。

では、素直になるにはどうしたらいいのかというと、まずは、自分の気持ちや欲求を感じる練習から始めましょう。そのために、「自分の気持ちや欲求を感じることはわがままではなく、ごくごく自然なことだ」と自分に許可を出してあげてください。

今までは、自覚のあるなしにかかわらず、欲求を「感じてはいけない」と自分を抑えることがくせになっていたと思いますが、どうぞその縛りをといてあげてください。そうした禁止令を守ってハッピーになれているのならいいですが、今ストレスを感じているということは、その禁止令は役に立っていないということです。「どんなことでも好きなように感じていい」「どう感じるかはそれぞれの自由」だと何度も自分に言い聞かせてあげましょう。

ただし、何をどう感じてもいいのですが、それをそのまま口にしてもいいということではありません。アウトプットを状況に応じて調整できることが感情のコントロールだと前の章でも説明しました。従って、アウトプットの方法は新たに学んで練習してください。これができる人が成熟した大人です。

つまり、素直になるには、まずしっかり感じること、そして、そのアウトプットのスキルを身につけることの二つが必要だということです。どちらも今まで経験してこなかっただけのことですから、今からでも練習すればいくらでも身につけることができます。しかも、この練習は苦行ではなく、自分を解放するとても楽しいものです。素直になりたいなら、勇気をだして早く始めてみましょう。

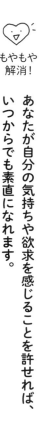

もやもや解消！

あなたが自分の気持ちや欲求を感じることを許せれば、いつからでも素直になれます。

つい、食べ過ぎてしまう

過食はストレス症状の一つです。

しかし、過食をしてしまう人は、そんな自分を責めて自己嫌悪に陥り、さらに自分にストレスをかけてしまいます。これでは過食はとめられません。

まずは、過食をする自分を責めないこと。過食をせずにはいられないほどのストレスがあり、したくもない過食をすることでなんとかバランスをとっているのですから、むしろそんなに頑張って適応しようとしている自分をやさしくいたわってあげましょう。

ストレスの症状としての過食は、無理に抑えこんでも他のストレス症状があらわれるだけで、根本的な解決にはなりません。過食があるということは、何かストレスの原因があるということです。つまり、**過食をやめたければ、ストレスの原因を**

みつけ、少しでも原因を減らせるよう、その問題に取りくむ必要があるということです。

根本的な問題が解消しないかぎり、ストレスの症状は出続けますから、いっそストレスをはかるバロメーターとして過食はそのままにしておいて、しっかり経過観察を続けつつ、根本的な問題に取りくむこともあります。

過食の症状は、人に気をつかって我慢して合わせることが多かったり、なかなか自分のことをうまく表現できずわかってもらえなかったりなど、人間関係で満たされないことが多い人に出やすいようです。

もともと過食（むちゃ食い）は摂食障害の一種で（他には過食嘔吐、拒食があります）、摂食障害は、依存症の一種です。そのなかでも、依存の対象が、食べ物やたばこ、お酒など口から取り入れるものは、乳児期の母親のおっぱいを連想する口唇欲求がもとにあり、愛情が満たされていない寂しさが原因だと言われています。

依存症は関係性の病とも呼ばれ、原因は生育歴にあることが多いので、問題の根が深く治療が難しい病気です。過食も自分でコントロールできるうちはいいのですが、味わうことなくただお腹を満たすことが目的になり、吐くこともセットになってきたら、一人でなんとかできる段階は過ぎていると思われます。早く病院へ行きましょう。

摂食障害は克服するのに時間がかかります。近しい人との関係に問題があることが多いので、第三者の専門家のサポートは欠かせません。できるだけ早く医療機関へ相談に行って、服薬だけでなく、ストレスの対処法やコミュニケーションスキルも学びましょう。

もやもや
解消！

過食はストレスの症状。
過食以外で自分を満たしてあげられれば自然と収まります。

悪いくせをやめられない

お酒、たばこ、買い物、ギャンブル、間食、スマホ、ゲーム、インターネット、浮気などやめたくてもやめられずに、「もしかしたら依存症かも」と思っているものはありませんか。

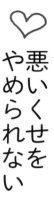

依存症かどうかは、やらずにいようと思えばいられるのかどうか、それを楽しんでできているかどうかが一つの目安になります。これらをストレス解消のための手段としていると、だんだん量が増え、依存していってしまうので注意が必要です。

例えば、お酒の場合、食事と一緒もしくは食事の前後に味わって楽しんでいるなら問題ありませんが、ほとんど食べず、ただ酔うためだけに飲むようになると問題です。特に、寝酒をすると眠りが浅くなって睡眠の質が下がります。また、知らないあいだに量も増え、依存症に結びつきやすいので絶対にやめてください。睡眠薬のほうが安全です。

買い物に関しては、コンディションがよくないといい買い物ができないことは、多くの女性が経験していることだと思います。ストレスによる衝動買いは、その時はよくても、結局買ったものを使わなかったり、ひどいときは包みから出すこともしないなど、本当は必要なかったというものがほとんどではないでしょうか。

ただ、その行為を無理に抑えつけようとしても、ストレスの原因が変わらないと、他の依存行為が始まるだけになってしまいます。ですから、**もしこれは依存かもと思ったら、その行為をやめようとするのではなく、ストレスのもとを減らすことを考えましょう。**

前の項で説明したように、依存症は人間関係で満たされない寂しさがもとになっていることが多いので、まずは、今の人間関係で満たされているかどうかを点検し、もし満たされていないと感じるようなら、どうしたらいいかを考えてみてください。

特に、プライベートの時間を快適に過ごせているかどうか、必ずしも誰かと何かして過ごすということではなく、一人でも幸せに過ごせることを大事にしましょう。

特別なことをする必要はありません。例えば、過食をしてしまうなら、食べたいものを自分で作ってみてもいいでしょう。人づきあいが苦手なら、植物や動物を育ててもいいかもしれません。探せば、あまり手間暇かけずに育てられるものがみつけられるでしょう。

何かよくないと思っているけれどやめられないで困っている人は、ぜひ、自分で自分を満たすことでストレスを減らし、その行為をしなくてもすむように試してみてください。

もやもや解消！

悪いくせをやめたいときは、その原因となっているストレスを減らす工夫をしましょう。

ミスや遅刻が多い、何をやっても中途半端で長続きしない

ストレスがかかると誰でも集中力がなくなりミスや忘れものをしやすくなります。忙しいとなかなか片づけもできなくなり、それがまたストレスとなって悪循環に陥りがちです。ケアレスミス、遅刻や欠勤の増加、集中力の欠如、能率の低下、身だしなみの乱れなどは、うつ症状のサインとして要注意です。これらの症状が見られたときは、**頭ごなしに自分を責めるのではなく、エネルギー不足のうつ症状かもしれないと思って、まずはゆっくり休んで充電してあげましょう。**

エネルギーがなくなりそうなときに焦ってあれこれ動いても、早く消耗するだけで事態は改善しません。こうなったら、思い切ってとにかく休むことが先決です。

もし、エネルギーはあるのにこれらの症状がなくならないとしたら、それはもしかしたらＡＤＨＤ（注意欠如多動性障害）という発達障害の症状かもしれません。

ＡＤＨＤの症状としては、興味関心がうつりやすく、深く考えずに思いつきで動くことが多い、優先順位をつけるのが苦手、片づけられない、話が一方的で飛びやすい、ミスや忘れものが多い、話をするときに身体のどこかを無意識に動かす、社交的、活動的、子供の頃は宿題が間に合わなかったり、落ち着きがなかったり、指示が守れなかったりという特徴があります。

発達障害は先天的な脳の機能障害と言われているので、苦手なことがあっても仕方がないのですが、子供の頃に多動症状が少ないとＡＤＨＤが発見されないことが多く、そうすると、「期限が守れない」「ミスや忘れものが多い」「片づけられない」など、努力が足りず怠けているかのように怒られてしまうことが日常となってしまいます。本人はわざとやっているわけではないのに、やる気がないと怒られ続け、自分でも「やってもできないダメ人間」だと思いこむようになります。これでは自己肯定感が育ちません。

大人の発達障害が広く認められるようになったのは最近のことなので、自分にその可能性があるとは気づかず、自信がないと相談に来て初めて「できないことは自分の努力不足ではない」と知り、「救われた」と安心される方が少なくありません。

もし、できないことで自分を責めて自信がもてずにいるのなら、一度ネットや本で調べ、チェックリストを試してみてもいいかもしれません。仕事の選び方や症状への対処法も紹介されているので、参考になるでしょう。

もやもや
解消！

頑張ってもできないときにダメ出しは逆効果。ストレスの症状か大人の発達障害かも。

Column 2

大人の発達障害　その1〈ADHD（注意欠如多動性障害）〉

最近、うつ症状を訴える方の一部に、大人の発達障害が隠れているケースが増えています。

発達障害は、別名発達凸凹《でこぼこ》とも呼ばれるように、得意不得意の差がとても大きいことが特徴です。知的能力とは関係ないので、社会に出るまではそれなりになんとかなるのですが、仕事となると適応できるかできないかの差が激しく、うまく適応できないと二次障害として不安障害やうつ病を発症し、医療機関で初めて発達障害が発覚することがあります。

発達障害には、いくつかの種類があり、複数を併発していることも多いので症状は人によってさまざまですが、本人はかなり小さい頃から自分はまわりと違うと感じているようです。個人的には、ウソがつけず心がとても純粋だという印象があります。

そのなかでADHDの特徴は、不注意・衝動性・多動性です。女性の場合、目立った多動は少なく、あまり問題にはなりません。問題なのは、不注意と衝動です。

不注意とは、計画や段取りが苦手で関心がうつりやすいということなので、仕事ではケアレスミスや遅刻、要領が悪い、気が散りやすい、プライベートでは家事が苦手、片づけられない、忘れっぽい、約束が守れないなどで困ることが多いでしょう。

緻密さや正確さが要求されるような仕事はあまり向いていませんが、クリエイティブな仕事や自由度が高い仕事にはとても向いています。あきらめず、適性のある仕事をみつけましょう。片づけは、その分節約するなどしていっそ外注してしまうのも一案です。

衝動に関しては、待てない、一方的に喋り続けるなどは意識して少し抑える練習をしつつ、まわりの人に「私にはこういう傾向があって、今直そうとしているのであたたかく見守ってください」と理解を求められると理想的です。

ADHDには処方薬があり、服用された方はとっ散らかっていた考えが落ちつく印象があります。診断がつかないと処方してもらえませんが、疑わしいと思われる方は、医療機関で相談してみてください。

Chapter 3

考え方のくせを変えられない…

思いこみや妄想癖を修正！

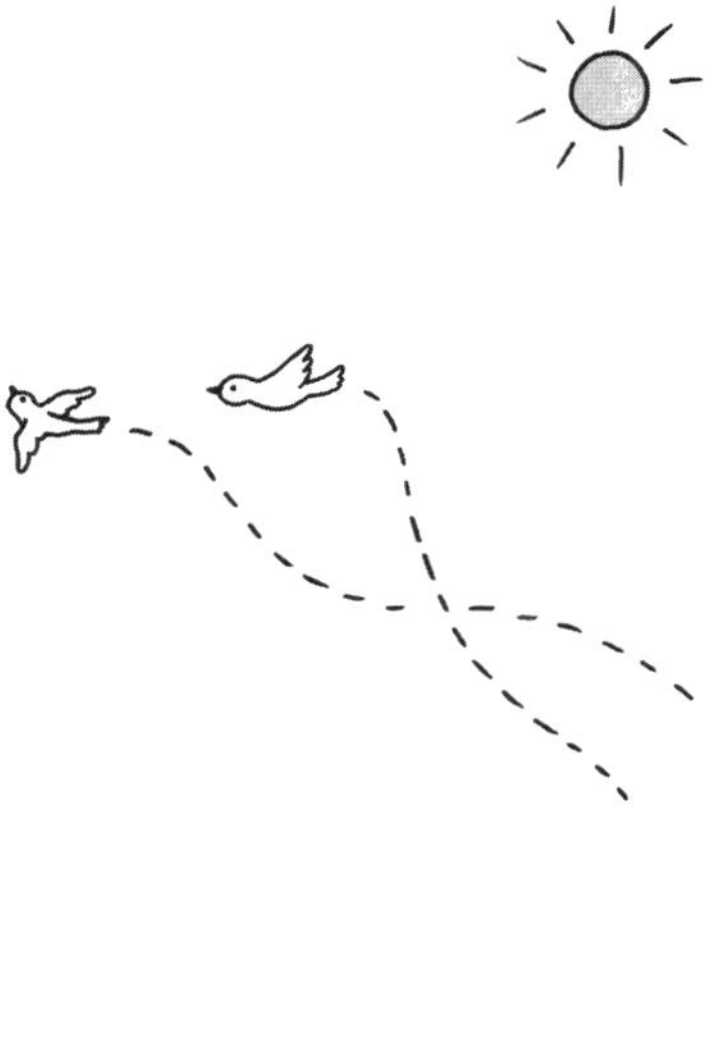

第1章で感情のコントロールについて、ネガティブな感情はしっかり味わうことで消化できるとお伝えしましたが、ここでは、ネガティブな感情の原因となるネガティブな考え方についてお伝えしていきましょう。

例えば、電車が遅れているとき、イライラして駅員に文句を言う人もいれば、淡々と待ち続ける人もいます。同じ状況でも、人によって感情が違うのはなぜでしょう。

それは、受けとめ方が違うからです。

つまり、ネガティブな感情は自分のネガティブな受けとめ方が原因であって、まわりの状況は直接的な原因ではないということです。あの人がああ言ったとか、こんな悲惨なことが起きたというのは、あくまでもきっかけです。問題は、それをどう受けとめるかというそれぞれの考え方のくせなのです。

うつ病に効果が高いと言われている心理療法では、うつになりやすい考え方のくせとして、10の考え方を挙げ、そうした考え方を変えていく練習をします。そのなかで私がカウンセリングでよく出会う考え方は、極端な考え方、マイナス思考、思いこみ、べき思考、決めつけ、責任のとりすぎです。

また、別の心理療法では、子供の頃の「急げ、強くあれ、完璧であれ、喜ばせよ、努力せよ」というすりこみが「急がなければならない」→「休んではいけない」のように、知らず知らずのうちに自分への命令や禁止になっており、それらを手放すことで自由に自分らしく生きられるようになることを目指しています。

いずれも、今のつらさのもとになっている考え方のくせは後天的に身につけたものので、後から自分の意思でいくらでも変えられるという根っこの部分は共通しています。「自分の性格は変えられない」と絶望的になっている人は、どうか希望をもって、考え方のくせを修正する練習に取りくんでいただければと思います。

ただし、考え方のくせは身体のくせと同じで、直すには時間と根気がいります。あまり焦らず、気長に続けていきましょう。

最後に大事なポイントとして知っておいていただきたいのですが、ネガティブな受けとめ方を修正するとは、ポジティブ・シンキングを目指すことではなく、柔軟性のあるフレキシブルな考え方を目指すということです。

ではここから、カウンセリングの現場でよくある考え方について、詳しく解説していきましょう。

思いこみが激しく、物事を悪いほうへ考えがち

ストレスが強い人のお話を聴いていると、「うーん、思いこみが激しいなあ。これじゃあストレスが溜まってさぞつらいだろうな……」と納得してしまうことがあります。

ストレスになりやすい考え方に共通していることは、事実より自分の信念や想像を信じてしまうというところです。

例えば、パートナーが家事を手伝ってくれず非協力的で頭にくるという訴えも、よくよくお聴きすると、ただ「もっと手伝ってよ」と言うだけで、具体的に何をどう手伝ってほしいのかというお願いができておらず、頼み方を変えてみたら意外とあっさりやってもらえたというケースは意外と多いものです。

あるいは、上司のあたりがきついのは自分のことを嫌っているのではないかと不

安になっているケースも、実は上司があなたの力を脅威に思ってひがんでいるためということも充分に考えられます。

また、29頁の不安の項では、挨拶の返事がなかったときの例をあげています。

このように、ある状況のとき、「こうにちがいない」「こうかもしれない」と自分で勝手に相手の気持ちを決めつけてどんどん自分を追いこんでいく傾向のある人は、次の例を参考にしてみてはいかがでしょう。

コップに水が半分入っているとき、思いこみの激しい人は悲観的に「あと半分しかない」ととらえることが多いのですが、このくせを直そうとすると、つい「まだ半分もある」と楽観的にとらえなければならないと考えがちです。しかし、**いちばんラクなのは、中立の「半分ある」という何の解釈も加えないとらえ方です。**

どんなに自分の想像に確信があっても、想像は想像にすぎません。他人の気持ちは本人に確かめなければ本当のところはわかりませんし、事実関係も証拠を確認しなければ確かなことはわかりません。想像にかけるエネルギーは、事実確認に使うほうがよほど現実的で効率的です。

また、物事を悪いほうにばかり考えてしまう人は、よく最悪の最悪を考えていますが、危機管理としては、最悪のことが起きたとき何をすればいいか決めておけば充分です。例えば、次のようなお悩みをどう思われますか。

「この頃パートナーが仕事が忙しいと言って帰りが遅い、もしかしたら浮気をしているんじゃないか、もうすぐ別れを告げられるんじゃないか、そうしたらどうしたらいいんだろう、これから新しいパートナーなんかみつからないんじゃないか、きっと私は一人きりで孤独死するんだろうと思うと、もうどうしていいかわかりません」

こうして客観的に見ると、この人が最悪の事態のさらに最悪を考えているということがよくわかると思いますが、悩んでいる人というのは多かれ少なかれこのような思考パターンに陥っています。ここでの事実は、「パートナーの帰りが遅い。理由は仕事だと言っている」ということだけです。他はすべて想像です。

この場合、最悪の事態として、帰りが遅い理由が浮気だという可能性はあるでしょう。そうだとすると、もし浮気だとしたら自分はどうするのかを考えるのが危機管理です。そのうえで、パートナーの言葉が事実かどうか改めて確認することが問題解決への第一歩。確認の方法はいろいろあるでしょうが、まずは本人に「あなたは仕事だと言っているけど、私は他に好きな人ができたんじゃないかと不安で仕方ないから、もう一度確認させてくれない？」と直接聞いてみるのが正攻法でしょう。

ここでパートナーがしっかり説明してくれて不安が解消されれば、ハッピーエンドですが、うやむやにされたらどうするかまで前もって決めておけば落ちついて話ができます。「ああなったらこうなって、こうなったらさらにこうなって……」というのは典型的な妄想のパターン。そこから脱するには、「ああなったらこうしよう」と最初の仮定に対し、どう対処するかをシミュレーションして、必要に応じて事実確認をすればいいのです。

ところで、悪いほうへ考えやすい人は、対処法として、「考えないようにする」という思考停止を選ぶことが多いようですが、これは、せっかくの考える力を錆びつかせてしまう大変もったいないことです。**考える力があることはすばらしいことです。これを使わないようにしていると、肝心なときに使えなくなってしまいます。**

いちばん怖いのは、自分自身について理解を深めることができなくなり、「自分のことがよくわからない」と、生きている実感がもてなくなることです。実際に、カウンセリングには、考えないようにした結果（自覚がないことも多いです）自分がわからないと相談に来られる方が少なくありません。

考えすぎの対処法としての思考停止は、一時しのぎにすぎません。これからは考える力があることに自信をもって、使う方向を修正し存分に活用してください。

「事実はあなたが思うよりずっとやさしい」。これは私が大好きな心理学の格言です。

もやもや解消！

思いこみを手放して今何が起きているのかに集中し、わからないことは確認しましょう。

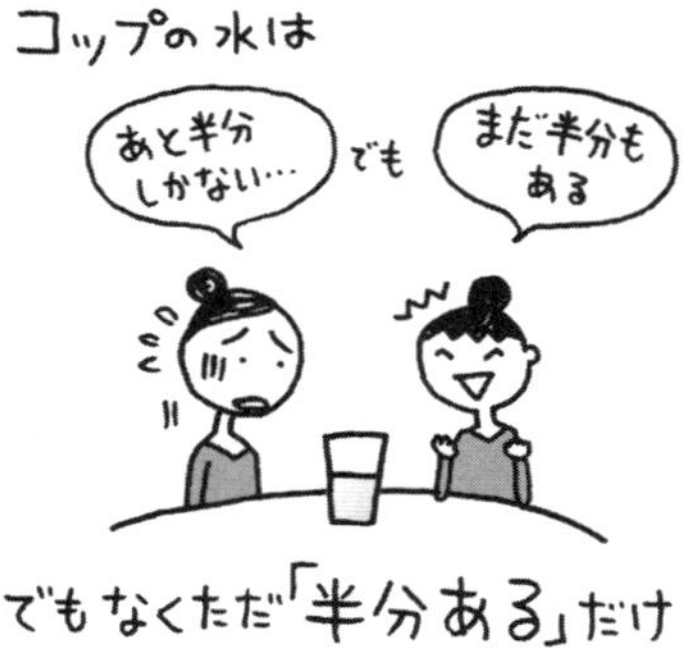

コップの水は
あと半分しかない…
でも
まだ半分もある
でもなくただ「半分ある」だけ

あいまいなことに耐えられない

精神的な健康度は、あいまいなことにどれだけ耐えられるかということが一つのバロメーターになります。弱っている人は、つい100か0かの極端な考え方になってしまうものです。うつ病の人は、これがひどくなって生きるか死ぬかという考えになりやすくなります。つまり、好きか嫌いか、敵か味方か、勝つか負けるか、白か黒かなどのどちらかしかないという考え方は、健康的ではないということです。

世の中の出来事は簡単に白黒の判断ができるものではなく、ほとんどの部分が中間のグレーです。また、グレーにも濃淡さまざまなグラデーションがあります。その白と黒の「どちらでもない」を受け入れられることが成熟した大人です。

私はかつて、白黒はっきりしていることは潔くていいことだと信じていました。しかし、大人になって心理の勉強を始め、自分の思い違いを大いに恥じ入りました。

それまでずっと、あいまいなことはよくないことだとまで思っていたのです。

はっきりしない状態が耐えられないと言って結論を急ぐ人は多いですが、**そんなときほど、結論を急ぐべきではありません。なぜなら、あいまいな状態が耐えられないときは、精神的に弱っており、判断力がにぶっているからです。**

また、極端になっていると「待てない」傾向が強くなります。つい焦って結論をだそうとしてしまうのです。よくある例に、うつ状態で休職に入った人が、会社の休職期間はたっぷりあるのに、「迷惑をかけないようにすぐ辞めたほうがいいんじゃないか」などと言いだすことがあります。この場合は、「弱っているときには重要な判断をしないように」とアドバイスして決断は先延ばしにしてもらいます。

特に弱っていなくても、極端な考え方をしている人は、グレーゾーンを受け入れる練習をすると、少しずつ気持ちがラクになっていくはずです。

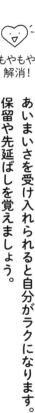

もやもや解消!

あいまいさを受け入れられると自分がラクになります。保留や先延ばしを覚えましょう。

思いどおりにならないと自分が否定されたように感じる

思いこみが強すぎると、自分が思っていることと違うことが起きたときに、自分が否定されたように感じ、過剰に反応してしまいます。例えば、否定されまいと先に相手を否定して自分を正当化したり、あるいは反対に自分の殻に閉じこもって突然シャッターを下ろしてやりとりを打ち切ってしまったりします。

違うことがただの違いだと思えないと、どちらが正しいかを争わなければならない気がして、ケンカごしになるか逃げるかになるのでしょうが、こういう反応をすると、人間関係において非常に損をします。

本当は自分が否定されることを恐れて強がったり殻に閉じこもったりしていても、相手にそんなことはわかりません。過剰反応をしてしまうということは、「悪く思われたくない」「わかってほしい」という思いが強いからこそなのでしょうが、こうした反応をしてしまうと、相手にはまったく反対の印象を与えてしまいます。**違う意見をもつということは決して他を否定するものではありません。**人によって容姿が違うことがあたりまえのように、意見が違うのもあたりまえです。違いはただの違いです。だから、意見が違っても、自分が否定されたように感じる必要はないのです。

また、今後練習を重ねていけば、違う意見にも動揺することなく、「ああ、あなたはそうなのね。私はこうなの」と相手を尊重しつつ、自分の意見を穏やかに言うことができるようにもなります。

他にも、思いこみが激しいと、急な予定変更に対応しきれず、パニック状態になったり激怒したりしやすくなるなど、結局は自分を追いつめることになります。「こうあるべき」や「これしかない」を「相手には相手の自由がある」、「物事に絶対はない」へと少しずつ置きかえていけると気持ちがラクになるでしょう。

もやもや解消!

違う意見でも争いにはなりません。違っていても穏やかに尊重しあうことができます。

正しいかどうかにこだわってしまう

「私が言ってることは間違ってないですよね」「何が正しいかわからないんです」

このように、カウンセリングでは、正しいかどうかということがよく話題になります。それだけ「正しくなければならない」と思いこんでつらくなっている人が多いということです。

ところで、「正しい」とは誰がどうやって決めるのでしょうか。

常識は国や文化によって異なります。A国ではマナーとされているふるまいが、B国では無礼な行為になることもあります。上司や親は、年や立場は上でも一歩離れて見ればただの一市民です。神さまも宗教ごとに存在し、教えもさまざまです。

結局、何が正しいかなんて誰にも決められないのではないでしょうか。

そんな実体のないものを判断基準にしようとしてもわからないのはあたりまえで

す。あえて言うなら、正しさを判断基準にすることが正しくない、と言えるかもしれません。

また、正しい・正しくないにこだわるということは、常に物事を評価しようとしていることのあらわれです。

しかし、この「評価する」ということがくせものなのです。

私たちは、小さい頃はお行儀のよしあしで、子供の頃は学校の成績で、大人になれば仕事の成果で、女性であれば女らしさ、男性であれば男らしさなどでずっと評価され続けてきました。いつのまにか、評価されることがあたりまえになり、いい評価をされることが自分の価値を高めることだと思いこんでしまっているのでしょう。

学校や職場では成績をつけるシステムがあるので評価されることは避けられません。しかし、それはあなたの人間性に対してのものではなく、与えられた役割に応えられているかどうかに対してのものです。上司は仕事として部下の仕事ぶりを評価しますが、それは役割上義務でおこなっているのであり、個人的な権利や趣味でやっているのではありません。

評価というのは、システムの中で評価をする立場になったときだけすればいいことです。その場合、評価することは仕事であり、多くは報酬がともないます。つまり、評価するということは、それほど特殊でストレスを感じることなのです。

そんなことを、頼まれてもいないのに、報酬ももらえないのに、自ら積極的にとりいれて自分を苦しめることはありません。評価する・されるのは、仕事中だけで充分です。プライベートは評価から解放されて、大いに自由に楽しみましょう。

もやもや
解消！

正しさにこだわるのは評価を基準にしているから。
プライベートに評価は不要です。

成果や達成感がないと満足できない

休みの日に何もしないことに罪悪感を覚える人は要注意です。

仕事では仕事ぶりを評価され、その評価によって報酬が決まります。そのために、効率よく仕事をこなし、成果を出すことはとても重要です。しかし、それは報酬を得るために必要なことであって、プライベートでは必要のないことです。

実際、ご相談に来られる方には、プライベートでも仕事と同じように効率や成果を求めていることがとても多いのです。

そういった方は、プライベートの時間も充実させなければならないと思い、家事や趣味でも達成感を味わおうとし、できないと「怠け者」「時間をムダにしている」と自分を責めます。それでは、いったいいつリラックスしてくつろぐのでしょうか。

仕事中は「しなければならない」という義務の連続です。自分の意思に反して結果を出すことを優先するにはストレスがかかります。だからこそ、プライベートの時間は義務感から自分を解放して、自分の快楽を優先しバランスをとる必要があるのに、「家事をしなければならない」「趣味で充実させなければならない」と自分にプレッシャーをかけてしまったら、どこでどう息抜きをしてバランスをとればいいのでしょう。

どうか、プライベートの時間まで「しなければならない」と自分に義務を課し、追いこむことを手放し、自分を解放してあげてください。

怠け者だっていいんです。別に少しくらい家事をさぼったところで死ぬわけじゃなし、それを無理してやり遂げて倒れたりしたら本末転倒ですよね。

プライベートの時間に予定どおりのことができないとしたら、それは義務感からやらなければならないと思っているけれど、本当は「やりたくない」と思っているか、もし好きなこともできないとしたら、それこそ心身ともに疲れていてうつ状態になっているかです。

プライベートの時間やあなたの人生は、誰にも評価する権利はなく、あなた自身が満足できればそれで充分。人生まで効率ではかるのはナンセンス。一見ムダに思えても、すべて必要なことであり、他人の評価は関係ありません。誰かのために生きているわけではないのだから、あなた自身がそれでいいと思えればそれでいいんです。

もちろん、趣味で成果や効率を追求し、達成感を得ることが好きだというならそれもＯＫです。大事なのは、「やらなければならない」と義務感に襲われてやるのではなく、「やりたいからやる」と自分の欲求を満たすことです。

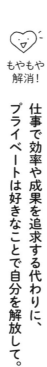

もやもや解消！

仕事で効率や成果を追求する代わりに、プライベートは好きなことで自分を解放して。

郵便はがき

料金受取人払

神田局承認

1831

差出有効期限
平成29年 1 月
15日まで

101−8791

509

東京都千代田区神田神保町 3-7-1
ニュー九段ビル

清流出版株式会社 行

フリガナ		性	別	年齢
お名前		1. 男	2. 女	歳
ご住所	〒 TEL			
Eメール アドレス				

お務め先 または 学校名	
職種 または 専門分野	
購読されている 新聞・雑誌	

※データは、小社用以外の目的に使用することはありません。

つい悩んでしまうあなたへ
ココロを軽くする考え方のレシピ
ご記入・ご送付頂ければ幸いに存じます。　初版2015・12　**愛読者カード**

❶本書の発売を次の何でお知りになりましたか。
1 新聞広告（紙名　　　　　　　　　　）2 雑誌広告（誌名　　　　　　　　　　）
3 書評、新刊紹介（掲載紙誌名　　　　　　　　　　）
4 書店の店頭で　　5 先生や知人のすすめ　　6 図書館
7 その他（　　　　　　　　　　）

❷お買上げ日・書店名
年　　月　　日　　市区町村　　書店

❸本書に対するご意見・ご感想をお聞かせください。

❹「こんな本がほしい」「こんな本なら絶対買う」というものがあれば

❺いただいた ご意見・ご感想を新聞・雑誌広告や小社ホームページ上で

(1) 掲載してもよい　　(2) 掲載は困る　　(3) 匿名ならよい

ご愛読・ご記入ありがとうございます。

怠けてはいけない、甘えてはいけないとつい思う

カウンセリングに来られる方には、自分のことを「怠け者」だと言う方が少なくありません。しかし、そうおっしゃる方は、ほぼ例外なくとても真面目で「怠け者」とはほど遠く見えます。

では、なぜそう思ってしまうのでしょうか。

おそらく、小さい頃に「努力しなければならない」というすりこみがあり、努力し続けないと自分には価値がないと思いこんでしまったのでしょう。

同じように、「甘えだとわかっているんですが……」と悩みを話される方も、私から見ると、明らかに甘え不足で、もっと甘えることをしてほしいと思うことがほとんどです。

この場合は、「強くなければならない」というすりこみから、「弱くあってはなら

ない」「人に頼ってはいけない」「甘えてはいけない」と思いこんでいるのでしょう。

子供の頃は、まわりに適応するために、こうしたすりこみをとり入れてしまうことがあります。しかし、それは自分の意思ではなく、あくまでも当時をうまくやり過ごすためにとり入れたもの、いわば一種の処世術だったはずです。

自分のことを「怠け者」「甘えている」と責める人は、心の片すみで「本当はだらだらしてみたい」、「誰かにどっぷり甘えてみたい」と願っているものです。でも、一度それを自分に許してしまったら、一気に堕落してダメ人間になってしまう気がして怖くてできないと言います。そして、そう言いながら、「やらなきゃいけないことがたくさんあるのにできていない」「パートナーに依存してしまう」と悩んでいます。明らかに、口で言っていることと思っていることが矛盾している

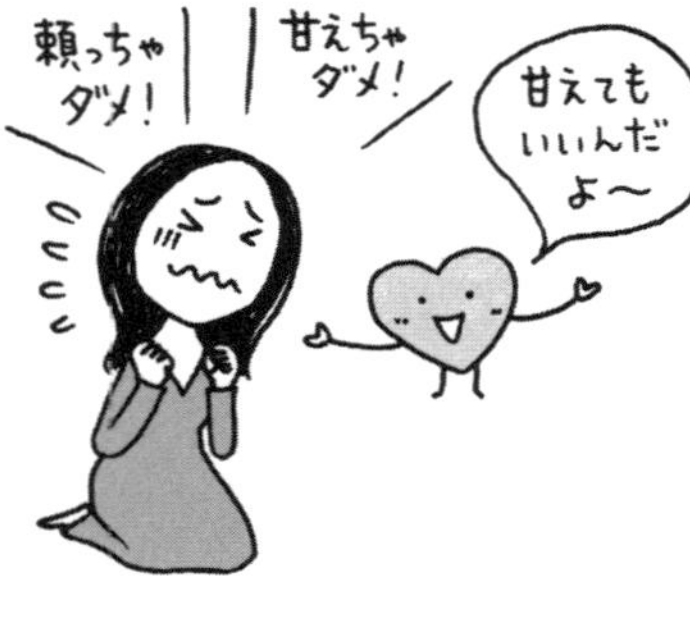
頼っちゃダメ!
甘えちゃダメ!
甘えてもいいんだよ〜

のがおわかりでしょうか。

どうしてこうなるかというと、休んだり甘えたりという人間の本能を頭で否定しているから、無理が生じてややこしいことになっているのです。

疲れたら休みたくなるのは生理現象。甘えも人間の本能で誰にでもあります。これらはいくら否定しようとしてもなくすことはできません。

かつては、これらの本能を認めてもらえない環境にあったのかもしれません。子供の頃は自分で環境を選べないので、環境に自分を合わせるために本能を押し殺していたとしても不思議ではありません。しかし、大人になれば環境は自分で選べます。だから、もう本能を否定する必要はないのです。

ただし、大人として本能をむき出しにするのは好ましくありません。状況に応じて適切な表現をするよう心がけましょう。

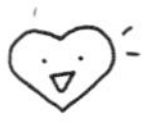

もやもや解消！

本能には逆らえません。大人になったら、堂々と上手に怠けましょう、甘えましょう。

失敗したらおしまいなの？

前の頁ですりこみの話をしましたが、「失敗してはいけない」というすりこみもまた強力です。

「完璧な人はいない」ということを否定する人はいないでしょう。「失敗しない人はいない」ということも、おそらく誰も反対しないと思います。それなのに、自分に関しては「完璧でなければならない」「失敗してはいけない」と頑なに思いこんでしまうのはなぜでしょう。

「もし失敗したらどうなってしまうと思っていますか」

「何を恐れていますか」

たびたびカウンセリングでもお聞きすることですが、明確な答えが返ってくることは滅多にありません。時々あるのは、「嫌われたくない」「嫌われたらおしまい」

というもの。でも、何がおしまいなのでしょう。嫌われて人生がおしまいになるとしたら、私などとっくの昔にこの世から消えているでしょうし、命がいくつあっても足りません。

嫌われることについては130頁で詳しく説明していますが、嫌われることも失敗と同じように、生きていくうえで避けられないものです。**例えば、どんなに雨の日が嫌いでも、完全に雨を避けては生きていけないのと同じようなものです。それを避けようとすれば、日常生活がままならなくなるでしょう。**

成功した人は、よく、数え切れないほどの失敗があってこそ今の成功があると言います。成功するには失敗して学習する経験が必要だという話もよく聞きます。私もまったく同感です。失敗は致命傷にはなりません。生きているかぎり、必ず挽回できます。

悩んでいる人は、頭で考えすぎて、失敗を恐れるがために肝心の行動にいたらず、結局現状が変わらないまま、動けない自分を責め、どんどん自信がなくなるという悪循環に陥りやすいものです。

今まで何か失敗をして大きな挫折を味わったことがトラウマになっていると、もう二度と失敗したくないと思うこともあるでしょう。その場合は、専門家にトラウマケアをしてもらったほうがいいかもしれません。しかし、どんなにつらい失敗の経験があるとしても、今こうして生きているということは、死なずになんとか乗り越えてきたということです。**どうかその自分の力を信じてあげてください。**

反対に、失敗の経験がないから怖いという人は、失敗してもたいしたことがなさそうなことからチャレンジしていくといいでしょう。とにかく経験値をあげることが大切です。

もやもや解消!

失敗しても大丈夫。怖いのは失敗ではなく、動かないことと、失敗から何も学ばないこと。

迷惑をかけてはいけない
ということにとらわれすぎて…

私たちは、小さい頃からしつけとして「人に迷惑をかけてはいけない」と言われ続けてきました。たしかに、他人に迷惑をかけないようにする配慮は必要だと思いますが、そのことにとらわれすぎている人があまりに多いような気がします。

かくいう私自身も、30歳くらいまでは「迷惑をかけてはいけない」にとらわれ、とても不自由を感じていました。私は長女なのですが、物心ついた頃から何かと「お姉ちゃんだから」と言われ、私なりにいい子でいて親に認めてもらおうと頑張っていました。それを支えていたのが「誰にも迷惑をかけないように」という信念でした。

しかし、未熟な子供にとって、迷惑をかけないようにするというのは無理のあることです。そのストレスからか、私は高校生くらいまでずっと爪かみをやめられませんでした。それが自傷行為だったと知ったのは大人になって心理の勉強を始めてからです。そして、「そうか、私は迷惑をかけてはいけないと思って、我慢しすぎていたんだ。だから素直になることができなかったんだ」と気がつきました。

今思えばあたりまえのことですが、当時の私にとっては目から鱗が落ちるような発見でした。それまでは「迷惑をかけてはいけない」という思いが強すぎて、他の考え方を受け入れる隙や余裕がなかったのです。

それから私は少しずつ自由になりました。**「迷惑をかけてはいけない」を「迷惑はかけないほうがいいけれど、意図せずかけてしまうこともある。それはお互いさまで仕方ないこと」と考えるようになり、他人から迷惑をかけられたときの怒りもだいぶ小さくなりました。**

以前なら、公共の場でのマナー違反は許しがたいと内心激怒していたのですが、今は自分に直接被害がなければ「マナーも知らない気の毒な人ね」くらいでスルーできます。また、自分がかけてしまう迷惑に関しても、以前なら激しい自己嫌悪に陥っていましたが、今は「ごめんなさい」と謝ってすべきフォローをすれば後はあまりひきずりません。ささいなことなら、そうして許しあうことが「お互いさま」というものでしょう。

どんなに気をつけていても、他人に一切迷惑をかけずに生きていくことは不可能です。だったら、できる範囲で気はつかいつつ、それでもうっかりしてしまったら素直に謝って、次から気をつけようと思えばそれでいいのではないでしょうか。

また、この頃気になることに、本当はカウンセリングルームやクリニックに行くほどつらいのに、家族には「迷惑をかけたくない」「申し訳ない」と言って、妙に遠慮して普段と変わらないようにふるまっている人が少なくないということです。

学校に行かせてもらったことに不自然なほどに申し訳なさを感じている若い人も目立ちます。別に学費のために親が特別苦労したわけではなく、一般的には裕福なおうちで、それくらいの学費を出すのは何の問題もないだろうと思われるのに、「お金を使わせて申し訳ない。これ以上、迷惑をかけるわけにはいかない」などと言う人が結構いるのです。

「迷惑をかけてはいけない」というのは、主に、他人同士が快適に過ごすための心得だと思うのですが、どうやら最近は、「近しい人に負担をかけてはいけない」と解釈されているように思えてなりません。だとすると、公共の場では他人の迷惑をかえりみず自分勝手な行動をし、本当は弱っているときに頼りあえる関係の人に、変に気をつかって負担をかけまいとやせ我慢することに説明がつきます。

しかし、迷惑をかけることと負担をかけることとは違います。

親ができる範囲で子供の面倒を見るのはあたりまえです。もし、それを親に申し訳ないと子供が感じているとしたら、そんなふうに感じさせた親に問題があります。

おそらく、直接もしくは間接的に、親が子供に恩を着せるような発言をしていたのでしょう。例えば、「他人に迷惑をかけてはいけない」と口では言いつつ、暗に「私たちに迷惑をかけてはいけない」というメッセージを発信し続けていたのかもしれません。

つらいとき、困ったときに親やパートナーに頼って助けてもらえないのなら、何のための存在なのでしょう。逆の立場になって、苦しいときに大切な人が遠慮して一人で我慢しているとしたら、どう感じるでしょう。私だったらとても悲しくなります。「もっと早く言ってほしかった」と思うでしょう。

親やパートナーに報いたいなら、迷惑をかけまいと無理をして一人で苦しむより、多少迷惑をかけてでもあなたが幸せになりましょう。

「迷惑をかけてはいけない」の本来の意図は、マナーを守ること。公共の場で、他人に不快感を与えないように周囲に気を配ること、挨拶をしたり、聞かれたことに答えたり、順番を守ったり、そうした基本的なルールを守っていれば充分でしょう。

もちろん、近しい人との関係でもこうしたルールは必要ですが、それ以上のことに関して、迷惑に思うか負担に感じるかは相手が決めることです。受けとめ方は人によって違います。勝手に迷惑や負担になるにちがいないと思いこむのは早計です。

一般的に、健全な感覚であれば、大切な人が困っていたらできるだけ助けたいと思うものです。

「迷惑かどうかは相手が決めること。私は自分がいいと思うことをすればいい」と思うようにしましょう。

もやもや解消！

迷惑はかけないに越したことはないけれど、時には迷惑をかけることもあるのが人生です。

責任をとることが怖い

責任をとれない人が本当に増えていると感じます。政治家や経営者の会見を見ても、責任逃れの言い訳をしていると感じることが多く、心底がっかりします。彼らの発言を見聞きして失望や憤りをおぼえる人も多いと思いますが、あれがまさに「責任をとれない」人の姿です。ぜひ反面教師にしましょう。

カウンセリングをしていても、「全然たいしたことじゃないんですけど」とか「こんなこと言ったらおかしいと思われるかもしれませんが」などと、よく前置きをする人がいます。

私も昔はそうでしたが、前置きが多いのは、そのあとに話すことをバカにされないための予防線をはっているのでしょう。自分の話に責任をもちたくないことの表れであるとも言えます。

貴重な時間にその話をするということは、たとえどんなささいなことであっても、本人にとってはとても大事なことです。ことの大小はまったく関係ありません。まともなカウンセラーなら、話を聴いて内心驚くことはあってもバカにすることなど絶対にしないので、どうぞ安心してください。

他にも、釈明のように前後の事情を微に入り細に入り説明したり、うまくいっていないのは自分のせいではなくてまわりのせいだと訴えたりする人がいます。例えば、今つらいのは親のせい、パートナーのせい、パートナーがいないせい、上司のせい、部下のせい、世の中のせい、運やタイミングが悪い、あげていけばキリがありません。

いつも自分が被害者で損をしているように感じているのは不快でしょうが、実は、被害者でいるかぎり、責任をとらなくてすむという大きなメリットがあります。私は今不遇だけど、それは私のせいではなく不可抗力なのだ、と自分を正当化できるのです。

しかし、不都合が生じているときに100対0で一方が悪いということはほとんどありません。もしハラスメントのように相手に問題がある場合でも、被害に甘んじず、しかるべきところに相談にいくということで責任をとることはできます。
パートナーシップの問題は、一方だけにあるのではなく、双方のコミュニケーションスキルに問題があることがほとんどです。問題が生じているのなら、相手に求めるだけでなく、自分にも何かできることはないかと考えることが大人の責任のとり方です。

もやもや解消!

前置きや言い訳は責任逃れの予防線。
大人なら、堂々と自分はこうだと言いましょう。

すべてを把握しないと気が済まない

「依存的な人はコントロール欲求が強い」と聞くと、あなたはどんなふうに感じますか。

意外だと思われる方もいれば、それは当然だと思われる方もいるでしょう。

依存的な人には、二つのパターンがあります。一つは、文字どおり寂しがり屋で誰かに頼りたいタイプ。もう一つは、そういった姿を見せまいと強く武装して、一人で物事を完結させようとするタイプです。見た目は両極端ですが、根っこの部分は同じです。

いずれも心配症でコントロール欲求が強いことは共通しています。あらゆることを把握し、思いどおりにならないと不安にかられてしまいます。それで心配症になるのです。

なぜコントロール欲求が強くなったのかというと、それは、多くの場合、コントロールされていたことへの反動です。親が心配症で何でも先回りして道すじをつくっていたり、過干渉で何かと口を出して批判的なことを言っては結局親の思いどおりにコントロールしていたりしたのでしょう。

支配的な親の決まり文句である「あなたのために」というのは、ほとんどの場合「私のために」のすりかえですが、純真な子供にそんなことはわかりません。しかし、成長するにつれ何らかの違和感を覚える人も少なくなく、大人になると今まで支配された分、あらゆるものを支配したくなるのです。

あるいは、反対に親が無関心で何でも子供の好きにさせていたりすると、子供は小さい頃から一人で自分の人生をコントロールしなければならず、コントロール欲求が強いまま大人になっているかもしれません。

いずれにしても、子供時代に親に安心して甘えることができず、「甘えたい」という本能が満たされていないと、大人になってから依存的な問題が起きてきます。

その一つが、コントロール欲求による「すべてを把握したい」「すべてを思いどおりにしたい」というものです。一見強がっている人も、内心はかなりの甘えたい願望を抱えているものです。

ここで問題なのは、愛情というのは本来相手をコントロールすることとは無縁のものなのに、愛情は支配関係だとすりこまれてしまっているということです。愛情は執着とは真逆のものですが、依存的な人は愛情＝執着だと今も思いこんでいることが多いようです。

本当の愛情は、相手を信じて相手の自由を尊重すること。束縛や仕切りすぎは相手の自由を奪うものです。コントロールは、するほうもされるほうも常に不安がつきまとい、穏やかな心を遠ざけます。

また、未来のことも完全に予想することはできません。自分以外のことをすべて知ろうとしても無理だということを受け入れましょう。

もやもや解消！

仕切り魔は要注意。予想外のことが起きるのが人生です。柔軟に対応する練習を。

我慢しているのに報われない

あなたは、普段自分を押し殺して我慢していることが多くはありませんか。

自己犠牲的な我慢をすると、どうしてもその見返りがほしくなるものです。

しかし、我慢していると、まわりには「この人はそれでOKなんだ」と解釈されます。そういう人なんだと思われます。例えば意見が違うとき、争いたくないからと黙る人は多いですが、黙っていれば「賛成」だと思われても仕方がありません。

我慢していることは人に察してもらえないので、我慢が報われることもありません。

報われないとわかっていて、それでもここは黙っていたほうがいいと納得していれば、損をした気にはなりません。損をした気分になるということは、納得しないままただ争いをさけるために黙ったということです。

また、我慢をせず、自分が言いたいことを言い、したいことをしている人を見ると「ずるい」と感じてしまうのは、そうできない自分と無意識に比べて「羨ましい」と嫉妬するからでしょう。

「損をしている」「ずるい」と思いやすい人は、普段人に合わせすぎたり、我慢しすぎたりしていないか、よく考えてみてください。

そして、我慢するときは、それでOKと思われてもいいことかどうかよく考えて、それでもいいと納得してから我慢するようにしましょう。

また、我慢が多い人によくある誤解として、我慢しないとわがままになってしまうと思いこんでいることがあります。だとすると、我慢を選ぶのもわからなくはありません。しかし、表現の方法には、この他に、自分の意見を上手に伝えるためのアサーションという方法もあります。このスキルを身につけることで、何か起きたときの対応に余裕が生まれ、自動的に我慢する必要もなくなります。我慢をやめたいけれどどうしていいかわからないという人は、一度勉強されるといいでしょう。

もやもや解消！

納得できない我慢は報われません。我慢以外の方法を身につけましょう。

Column 3

アサーション〈自分も相手も大切にする自己主張〉

アサーションとは、相手を尊重しつつ自分の言いたいことを上手に伝えるコミュニケーションスキルのことです。しかし、アサーションはただのスキルにとどまらず、考え方や生き方にまで影響をあたえるものです。

なぜなら、アサーションには構文があるのですが、その構文をつくるには、事実をどう受けとめてどういう気持ちになったのか、それで相手にどうしてほしいのかということを自分に問いかけ、しっかり整理しなければならないからです。

自分の考え、気持ち、欲求を整理し、それを他人に伝えるということは、自分の言動に責任をもつということです。これ以外の方法、例えば我慢したり攻撃したりするのはその場しのぎ的なやり方で、いずれも自覚の有無にかかわらず相手に責任転嫁するものです。しかし、アサーションは私を主語にして最後にリクエストをするので、発言には責任をもたなければなりません。それが、ひいては自分の人生に責任をもつということにつながるのです。

自信がない、依存的だというお悩みがある方は、まずはスキルを身につけるつもりでアサーションを学ばれると、自然に考え方が変わり、自分の人生を生きている実感をもてるようになるでしょう。

今は本やセミナーがたくさんありますので、興味のある方はぜひ調べてみてください。

Chapter 4

人目が気になって仕方ない…

自分を
もっと大切に

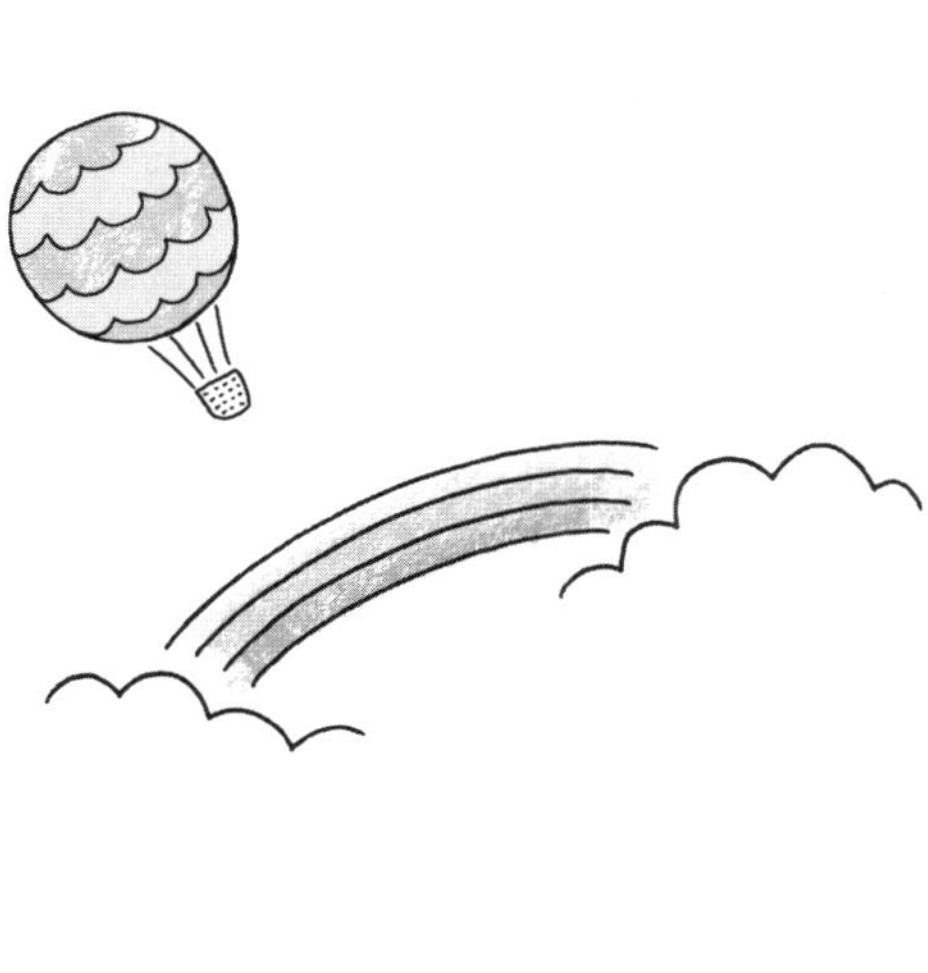

前の章でも触れていますが、最近は「こんなこと言ったらヘンに思われるんじゃないか」「気を悪くされるんじゃないか」などと他人の目を気にしすぎる人がとても目立ちます。

もちろん、他人を意識することは必要です。しかし、それを意識しすぎると苦しくなります。他人のことばかり優先し、自分のことを後回しにしていませんか？

人目が気になる人は、自分の芯や核がしっかりしていないためにぶれやすく、まわりに影響されやすい傾向があります。これは、他人からの評価が自分の価値を決めるというあやまった思いこみが原因になっていると考えられます。

他人の評価を基準にしていると、他人にどう思われるかがすべてになるので、当然人目が気になります。極端に言えば、四六時中他人の顔色を伺って機嫌をとっているようなものです。そんなことをしていたら疲れるに決まっています。それに、どんどん自分をうしなってしまいます。だから自信もなくなるのです。それで、人目を気にするほとんどの方が「自信がない」と言うのでしょう。

これからは、今まで他人に対してやっていたことを自分に対してやってあげましょう。自分の顔色を伺い、ご機嫌をとりましょう。

でも、自分の顔色を伺うってどういうこと？　自分のご機嫌をとるって？

それは、自分の気持ちの変化、つまり、今どういう気持ちでいるかということをいつも把握するようにし、それをしっかり味わい、もしネガティブな感情であればどうしたら機嫌がよくなるか自分に聞き、そのために行動するということです。

人目を気にするとは、他人の機嫌が悪くならないようにあれこれ気をつかうということですよね。同じことを自分にもすればいいんです。自分のことは、何に気をつけて何をすれば機嫌がよくなるか、他人のことを想像するより簡単なはず。想像には当たりはずれがありますが、自分のことは自分に聞けばはずれがないからです。

そうして自分をちやほやしていれば、当然の結果として、機嫌のいいときが増えてきます。機嫌がいいということは、満たされているということです。満たされていると、自己肯定感が育ち、自信がついてきます。そうすれば、いつのまにか、他人の目や評価はあまり気にならなくなります。

気にしやすい人には、「気にしないように」と言ってもあまり効果がありません。それより、他に気にすべきことを気にしてもらうほうが現実的だと思います。

嫌われないよう気をつかってばかりで疲れる

「嫌われたくない」「嫌われるのが怖い」というのは今まで数えきれないほど聞いてきたお悩みなので、ここでしっかり説明したいと思います。こう言うほとんどの方に、学校時代にいじめられた経験や、親からしっかり受け入れてもらえていない経験がありました。「見捨てられ不安」と言ってもいいでしょう。

こうした経験は、どこかできちんと自分なりに消化しておかないと、トラウマになってその後の人間関係にも影響を残します。嫌われることは特別なことではなく、誰にでもありうることなのですが、「嫌われたらおしまいだ」と思いこむと身動きがとれなくなって、さまざまな問題が起こってきます。

人に好き嫌いがあることは自然なことです。好きな食べ物、嫌いな食べ物、好きな匂い、嫌いな匂い。理屈じゃありません。同じように、好きな人、嫌いな人がいるのもあたりまえです。人に関心がなければ「みんな同じ」かもしれませんが、それなら嫌われることも怖くないはずです。

感情がある以上、人に対する好き嫌いがあるのはあたりまえです。どんな感情をもつことも自由です。大嫌いになってもいいんです。反対に、人を好きになるのも自由です。

好きではない人に告白されたとき、「ごめんなさい」とは言うけれど、「好きにならないで」と言わないのは、相手の気持ちはコントロールできないと、どこかでわかっているからかもしれません。

同じように、誰でも人を嫌う自由があります。「嫌わないで」とは言えません。私だって嫌いな人にそう言われても嫌いなものは嫌いだし、そんなこと言われたらむしろもっと嫌いになりそうです。

しかし、「嫌われたくない」気持ちが強い人のなかには、自分が人を嫌ったら自分も嫌われてしまう、だから嫌わないようにしていると言う人もいます。しかし、好き嫌いは「しないようにする」ことなどできないのですから、それがいかにナンセンスなことかおわかりでしょう。

まず、自分にも人の好き嫌いがあることをしっかり認めましょう。そして、そういう自分の気持ちは自然なことなのだと、罪悪感を手放してあげましょう。

同じように、他人にも好き嫌いの自由があることを認めるように努力しましょう。これは、自分も誰かに嫌われるかもしれないということを受け入れることでもあります。「嫌われたくない」気持ちが強い人はここが苦しいところかもしれませんが、このあと、「嫌われても大丈夫」だということを説明していきます。

トラウマになりやすい子供の頃は、学校や家庭が生活のほとんどであり、他の居場所はあまりないものです。また、そこから抜けだしたくても、それをうまく実現するスキルも経済力もありませんでした。嫌でも我慢しなければならなかった、そんなつらい経験があれば、嫌われることを恐れるのも無理はありません。

でも、大人になれば、努力次第で経済力をつけることができ、自分の居場所をつくれるようになります。何より、もし嫌われても、つらいまま我慢する必要がないのが、大人と子供の大きな違いです。

プライベートの関係なら、大人になれば無理につきあうことはありません。嫌われて嫌な思いをするなら、距離をとって離れることで自分の身を守れます。

仕事の人間関係は友達ではないので、仕事さえこなせば、好きでも嫌いでもかまいません。成熟した大人なら、好き嫌いを仕事に持ちこまないものです。もし嫌いだからといって嫌がらせなどをされて仕事に支障をきたすのであれば、それはハラスメントです。被害者として被害を訴える権利があります。我慢しても事態が悪化するだけです。事実関係を記録して、しかるべき人に「こういうことで仕事上困っています」と相談してください。ポイントは、嫌われていることを問題にするのではなく、例えば「変更の連絡をしてもらえなかったので対応できず、××という被害がありました」と感情の問題を排除し、実害を具体的に訴えることです。

いずれにしても、もし嫌われてもその状態に甘んじる必要はもうないということです。だから、どうか嫌われることを人生の終わりかのように恐れないでください。

嫌うことも嫌われることも、個人の自由。そして、大人になれば、嫌われても自分で自分を守ることができます。逃げることも闘うこともできます。

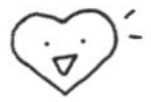

もやもや
解消！

嫌われるのは避けようのない生きるリスク。対処法を身につけてどーんと構えましょう。

人の多い場所が怖い

電車や人が多い場所が苦手で、胸がドキドキして過呼吸になってしまうという方もいます。過呼吸は一度経験すると、「またなってしまうのではないか」という予期不安から外出することが怖くなって、仕事や学校に行けなくなるなど社会生活に支障がでやすくなります。この悪循環に陥るとパニック障害と診断されます。この場合は、お薬とカウンセリングで治療をすることが多いでしょう。

人に対する不安としては、不特定多数の人の多い場所が怖いという方もいれば、面接が怖くて仕方がないという就活前の方、会議などで大勢に注目される場所で話すことができないと悩む方など、さまざまな場面で人目を気にして不安になるケースがあります。

不特定多数の人に関しては、他人は自分のことなどあまり気にしていないはずと自分に言い聞かせ、通りすがりの他人をよく観察して確かめてみましょう。実際、今はスマホや音楽に気をとられている人が圧倒的に多く、私などは「もっと前を見て歩いてほしい」と思うくらいです。よほど目立った格好や言動をしないかぎり、見向きもされないのではないでしょうか。

問題は、面接や会議の場で自意識過剰になってしまい、自分らしさをうまく表現できず、いい結果を得られないことだと思います。私も自意識過剰の傾向があるのでよくわかりますが、人前で話すときについ自分の実力以上のものをだそうと気負いがちで、そうすると緊張が倍増し、ますます喋れなくなります。おそらく無意識に「完璧でなければならない」というプレッシャーを自分に与えているのでしょう。

こういう傾向のある人は、とにかく上手く喋ろうとしないで、下手でも中身をしっかり伝えることに集中しましょう。大事なのは、話術より中身です。準備できることはしっかり準備して、あとは「自分はこんなもんだ」と思うようにしましょう。

ただ、なかには、自分の意見がわからないという人もいます。この場合は、カウンセラーなどにサポートを受けたほうがいいかもしれません。

不安や緊張が強い人は、意識的にリラックスするようにもしてみましょう。毎晩お風呂のお湯につかることは、質のいい睡眠にもつながるすばらしいリラクセーションです。呼吸法とよばれる腹式呼吸もとても効果的。ぜひお試しください。

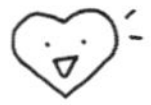

もやもや解消！

リラックスを増やせば自然に不安は減っていきます。専門家のサポートも有効です。

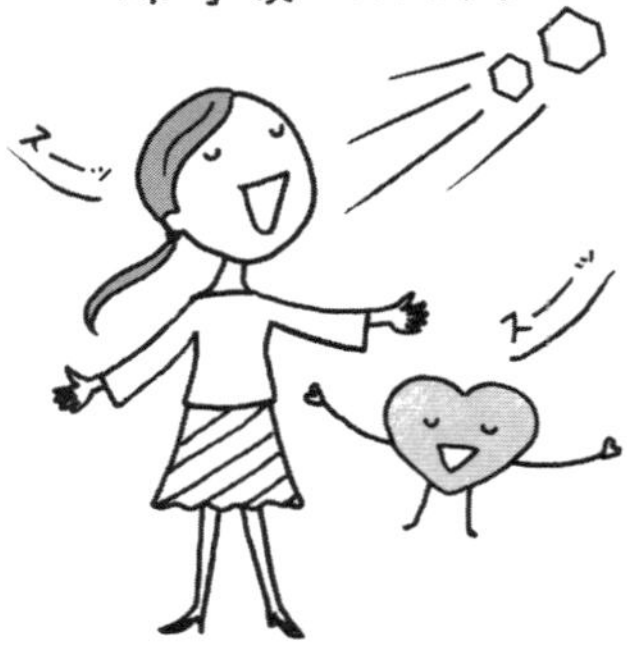

期待されると無理をしてしまう

つい期待に応えたくなってしまうのは、アダルト・チルドレンの「いい子」によくみられる特徴です。小さい頃から、いい子でいるのがあたりまえ、親の期待に応えてほめられたい、認められたいと必要以上に頑張ってしまうのです。

こうした気持ちの裏には、親の期待に応えていい子でいないと認めてもらえないのではないか、「いらない」と言われてしまうのではないかという怖れがあります。

そして、親の期待に応えることが自分の存在意義だと思いこむようになります。自分の意思や欲求を押し殺して、親の期待に応えようと無理を重ねることがあたりまえになっていきます。無理を重ねると苦しいですが、「もうできません」とは言えません。期待に応えられないということは、自分は必要とされなくなるという恐怖とセットだからです。弱音を吐くという選択肢はないのです。

こうした原型があると、相手が親でなくても、誰かに期待されると自動的にそれに応えてしまうようになります。よくあるのは、会社で仕事を頼まれると断れなくて一人で抱え込んでしまい、結局どうにもならず、ミスをしたり、朝起きられなくて会社に行けなくなったりするというケースです。

こんなふうに、**言葉で表現できないと、代わりに身体に支障がでるようになります。食欲がなくなったり、過食になったり、眠れなくなったり、過呼吸になったり、胃が痛くなったり、身体中が自分に「もう無理」とメッセージを送ってきます。**

期待に応えられるのはすばらしいことですが、自分の限界を超えてまで頑張る必要はありません。こうしたメッセージを感じたら、やりすぎているというサインだと思って、いったん立ちどまり、できれば少し休憩しましょう。

あなたは他人の期待にはもう充分応えてきました。これからは、あなたの期待に応えてあげてください。あなたの身体が悲鳴をあげていたら、「休みたい」という期待に応えてあげましょう。

他にもきっと、あなたがあなたに期待していることがたくさんあるはずです。これからは、その声に応えてあげましょう。それが、自分を幸せにすることにもなります。

そのためにも、他人や会社の期待に応えるのはほどほどに。彼らのために無理をして倒れても何の保証もありません。特に女性の場合は、パートナーに尽くしすぎて苦しくなるケースも多いので気をつけましょう。

もやもや解消！

自分の期待に応えることは、自分をより豊かにハッピーにします。

他人からのイメージと本当の自分とにギャップがあって苦しい

他人からのイメージというのは、他人から期待されるイメージと言い換えてもいいでしょう。このお話は、前の頁の続きですね。

「真面目」「やさしい」「おもしろい」「いじられキャラ」など、友達同士で一度そういうイメージがついてしまうと、ついそのイメージの人が言いそうなことをやりそうなことを演じてしまい、でも本当の自分はそうじゃないからつらいというご相談があります。

また、本当は学校や会社のグループのなかの世間話や雑談には興味がないのだけれど、「変わってる」と思われることが怖くて一人でいることもできず、適当に合わせているが、それがとても苦痛だというご相談もあります。

前者は、「そういう人」というイメージ、後者は「みんな同じ」というイメージを崩さないように、まわりの期待に応えて本当の自分とは違う姿を演じているということです。

これがもし一生続くとしたら、本当につらいだろうと思います。

10代20代のうちは、まわりにどう思われるか、ヘンに思われて嫌われたくないという気持ちが強いのは仕方がないかもしれません。ヘンだと思われると仲間はずれにされてしまう、いじめの対象になってしまうと思うと、なるべく目立たないように自分を抑えることが多くなりがちです。

おそろしいのは、そうして自分をまわりに合わせてばかりいることで、本来の自分というものがわからなくなってしまうことです。

「これは本当の自分じゃない」という違和感があっても、「じゃあ本当の自分はどんなものか」ということがわからないと、どうしていいのかわからずとても混乱してしまいます。たとえ本当の自分がわかったとしても、「今まで演じていた自分と違う自分をだしたら、まわりが引いてしまうかもしれない」と思うと怖くてどうすることもできない。どちらもとても苦しいでしょう。

こんなときは、今までお話ししてきたように、他人にどう思われるかということより自分の心の平穏を優先させるよう意識を切りかえましょう。自分らしくいられないのはとても苦しいことです。他人を喜ばせたいなら、まず、自分を喜ばせましょう。

これからは、あなたらしさを受け入れてくれる人とおつきあいをしましょう。演じて手に入れた関係は、残念ながら本物の関係ではありません。本当のあなたを受け入れてくれる人は必ずいます。その人と出会うためにも、勇気を出して本当の自分として生きていきませんか。

ちなみに、私もあなたもみんな何かしら「ヘン」ですが、まさにそれが「その人らしさ」なのです。いっそ、「みんなどこかヘン」だと思って、どうぞ安心してくださいね。

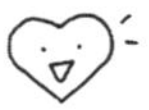

もやもや
解消!

自分にウソをつくのは苦しいもの。
あなたらしさがあなたの魅力です。

甘えられず、なんでも一人で抱えやすい

甘えには健全な甘えと不健全な甘えがあります。大人にとっての健全な甘えとは、上手に人に頼ったり、お願いしたり、適度に人に委《ゆだ》ねたりができるということです。

また、「甘えたい」という気持ちは本能なので否定ができません。「自分でも甘えてるとわかっているんですけど」「これって甘えですよね」など、甘えを悪いことのようにとらえている人は、本能を無理に否定しようとするからつらいのです。

実際、甘えを口にする人はとても真面目な人が多く、見るからに「甘え下手」な印象があります。甘えを否定的に言っていても、本当は甘えたくて仕方がないと言っているように聞こえ、「そんなに強がって無理しなくてもいいのに」「頑張りすぎていて痛々しい」と感じることも少なくありません。

しかし、大人になって健全に甘えるには、子供の頃、親にしっかり甘えることが

できたという土台が必要です。残念ながら、そうした土台がないと、大人になって他人にどう甘えていいかわからず、まったく甘えないか、反対に、依存的に甘えてしまうかの極端になりやすくなります。

最近は、他人の顔色を伺う子供が増えており、その他人には親も含まれています。今の子供は本当に親に気をつかっています。特に、相談にこられるような方は、ほとんどが親に甘えられなかったと言います。これは、親がよくしてくれたかどうかとは関係ありません。ありません。また、今のつらさを親のせいにして責めようということでもありません。もちろん虐待は論外ですが、世間から見れば充分大事にしてもらっていたとしても、子供として親に甘えられた実感があったかどうかが問題なのです。

とはいえ、かつて甘えられなかったとしても、今から親に甘えるのは現実的ではありません。かといって、その代わりを他人に求めるのはもっと不適切です。しかし、最近は他人に親の役割を求めているような依存が実に多く、特にパートナーシップのご相談に関しては、そのほとんどに依存の問題がみられます。

代表的な例は、「言わなくても察してほしい」というものです。小さい子供はうまく言葉で表現できないため、親、特に母親から、「どうしたの？　ああなの？

こうなの？」」と言葉をかけてもらいながら成長します。できないところをしっかり補ってもらうことで、甘えの本能が満たされ、無条件の愛情を感じます。

しかし、大人の関係で、これを求めるのは不健全です。ところが、うまくいっていない関係の多くに「察してほしい」という依存があります。これは不健全な甘えです。**健全な甘えとは、自分がしてほしいことを具体的に相手に求めていくことです。**ただ、依存的な人がいきなり挑戦するのは難しいかもしれません。

まずは、自分で自分を甘えさせてあげる練習をしましょう。例えば、どうしてもやらなければならないこと以外はやらないようにする。特にプライベートでは、なるべく「しなければならない」を減らす。家事をさぼってみる。休みの日に一日のんびり過ごしてみる。そして、自分に正直でいられたことをほめてあげる。

自分を甘やかすということは、自分の欲求に従うということです。つまり、自分を大切にし、自己肯定感を高めるということです。自分が満たされれば、他人に対してもそれまでよりやさしい見方ができるようになるでしょう。

次は、自分でできることをあえて誰かに頼んでみましょう。そして、うまくいったら必ず「ありがとう」と言うこと。くれぐれも「あたりまえ」だという顔をしないように。お願いするときは、もしうまくいかなくても何とかなることを選んでリスクを減らしましょう。そうしてお願いの成功体験を積み重ねることが大切です。

依存傾向が強いと、何かお願いするときに相手に期待をしすぎる傾向があります。期待しすぎはストレスのもとです。それを避けるには、自分の意図とお願いしたいことを具体的に伝え、あとは相手に任せるようにしましょう。相手を信じて責任を分かちあうことが大人のお願いのし方です。反対に、いわゆる丸投げは、相手に全責任を負わせる依存的なやり方であり、甘えすぎだと言えるでしょう。

また、安心・安全な空間で、愚痴や弱音を吐きだすことも効果的です。「我慢しなければならない」「人を嫌ってはいけない」「いい人でいなければならない」「強くなければならない」などという思いこみはストレスを高めるだけです。「甘え」という言葉がでやすい人は、甘えが満たされているかどうかよく点検してみてください。もし足りないと思ったら、少しずつ甘える練習をしてみましょう。

もやもや解消！

甘えは本能だと認め、甘えたい自分を許してあげましょう。ただし、甘え方は練習して。

NOが言えず後悔することが多い

本当は断りたいけれど、「せっかく誘ってくれたのに断ったら気を悪くされるんじゃないか」、「もう二度と誘ってくれなくなるんじゃないか」などと気を回し、結局気が重いまま誘いに乗り、終わってからドッと疲れて後悔するという経験はありませんか。

あるいは、仕事で、本当は断りたいのに断り切れずについ引き受けて自分を追いこんでしまうということはありませんか。

また、断れない人はお願いすることが苦手だという側面もあります。NOを言えない人は、「自分がお願いするときにNOを言われたくない」、「お願いした人が自分のように断れない人だったら負担をかけて申し訳ない」などと考えて、お願いすることをためらうようです。

これらに共通している考えは、NOを言うことが相手の人格を否定するかのようにとらえていることだと思います。おそらく、NO＝傷つくことだと思っているのでしょう。

しかし、お願いというのは、ある行為をしてくれるかどうかの都合を尋ねることであり、その人自身を受け入れるかどうかという話ではありません。

NOが言えない人は、都合を聞くことを自分への好き嫌いを聞くことのように思いこんでいるのではないでしょうか。

また、本来、お願いごとというのは、YESかNOを相手に選んでもらうもの。その確率は客観的にみれば半々です。2回に1回は断ってもまったく問題ないということです。さらに、断り方さえ心得ていれば何度断っても嫌われることはありません。

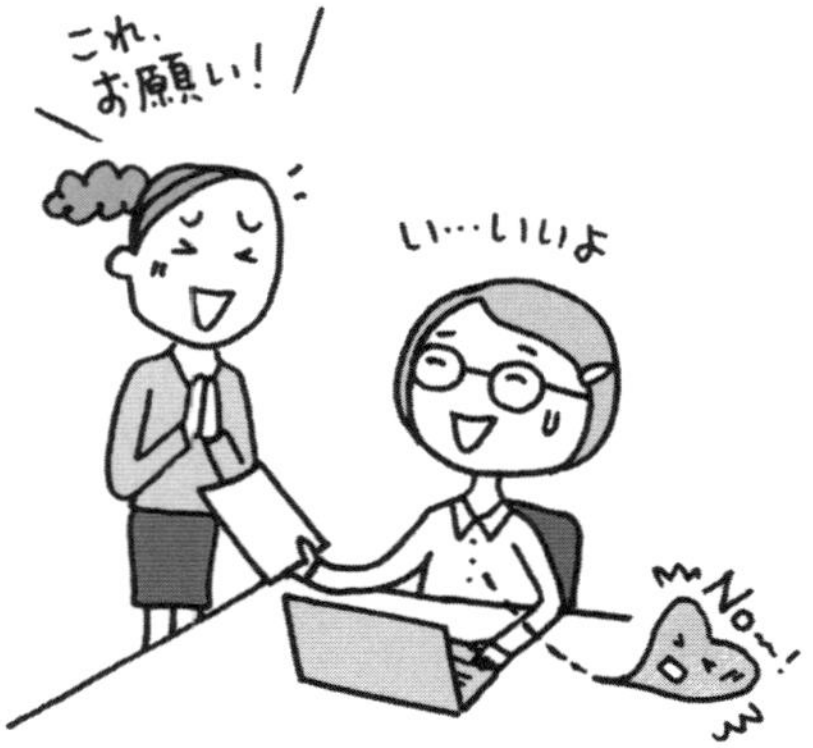

NOが言えない人は、お願いされたときにほぼ100%YESと答えており、50%あるNOの権利を自ら放棄しているわけです。問題はここで、客観的にみれば自分から権利を放棄しているのに、NOを言わない人は、相手にもNOの放棄を期待していることが非常に多いのです。だから、断られると過剰に傷ついたり、相手に無理強いをしているのではないかと心配したりするのでしょう。

今までNOが言えなかった人は、これからはどうぞ50%はNOを言っていいんだと自分を励まし、勇気をだしてNOを言ってみましょう。

もしその場で言うのが難しければ、ぜひ保留という技を使ってください。都合を聞かれているのだと思えば、「ちょっと待って。確認してから返事するね」と答え、自分がどうしたいのかよく考え、気が進まなければ無難な口実を使ってNOを言ってみましょう。その際、声をかけてくれたことへのお礼と応えられないことへのお詫び、「次はぜひ」ということを伝えれば何も問題ありません。

もやもや解消!

相手を信頼し尊重していれば、自由にNOが言えるはず。

Column
4

自分をほめるということ

ほめられたい・認められたい欲求の原点は、子供が親に対して本能的に望むものです。残念ながら、その欲求が満たされないまま大人になってしまうと、ほめる・ほめられるということに過剰に反応しやすくなります。

例えば、ほめられたくて仕方なくなったり、誰かがほめられることに嫉妬したり、他人をほめることを媚びのように感じてできなかったり、自分がほめられても素直に受けとれず否定してしまったりします。

ほめる・ほめられることの基本は、まず自分をほめ、自分で自分を満たすことです。ほめるために、特別な成果は必要ありません。ほめるというのは、成果がでなくても「よく頑張ったね」「よく頑張ってるね」とそのプロセスにおけるその人なりの頑張りを認めてあげるということです。お世辞を言ってちやほやすることではありません。ありのままを認めるだけでいいのです。

普段できてあたりまえだと思っていることを、一つ一つ「よくやったね」「いつもよくやってるね」とほめてあげましょう。信号に間にあったら「ラッキー。私って強運」、たとえミスをした日でも「ミスをしたけどちゃんと対応してよく頑張ったね」など、毎日一つは自分をほめること。何もなければ、「今日一日なんとか乗り切ったね」でもかまいません。

夜寝る前にこれをすると、寝ている間にいいイメージが潜在意識に記憶されます。こうして自分をちゃんと認めてあげられるようになると、他人のことをほめる抵抗も減り、自分をほめられたときも素直に「ありがとうございます」と言えるようになります。

Chapter 5

人づきあいがうまくいかない…

しんどくならない人間関係のコツ

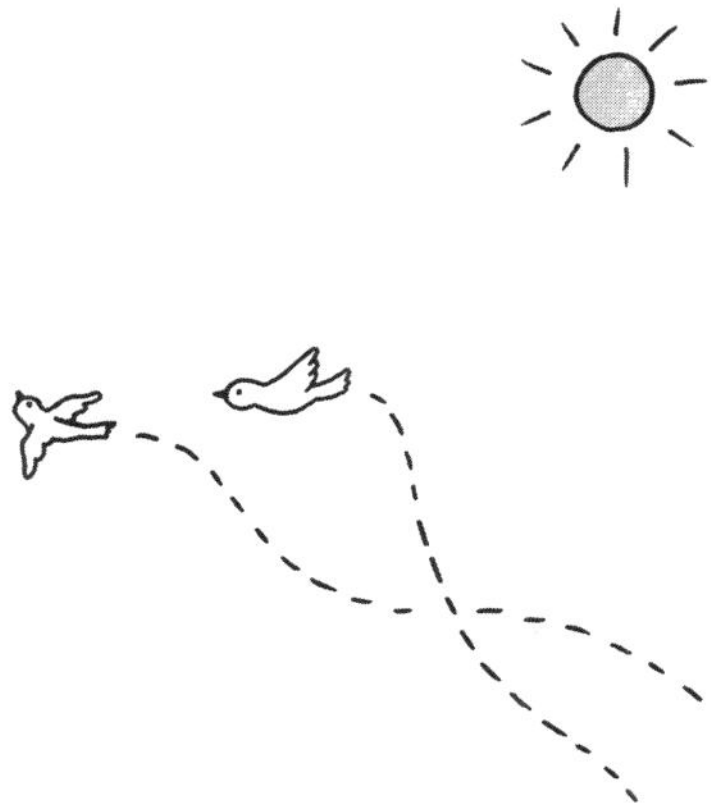

カウンセリングでのお悩みのほとんどは人間関係にかかわることです。この章では、相手別にどう接していったらいいかということをお話ししていきますが、その前提として、人間関係には親しさのレベルがあり、そのレベルによって、つきあい方が違うということを確認しておきましょう。

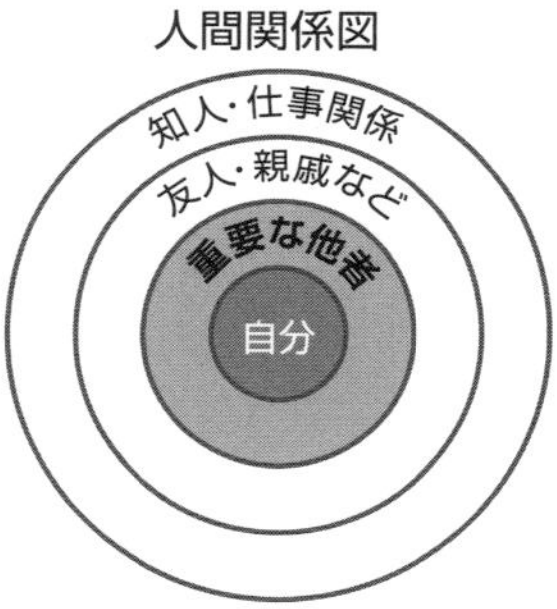

右の円は人間関係図ですが、その中心は自分です。つまり、人間関係の基本は自分との関係だということです。一般に、人間関係のお悩みは他人との関係だと思われがちですが、いちばん根本にあるのは自分との関係です。そして、人間関係がうまくいっていない人は、たいてい自分ともうまくつきあえていないものです。

自分とうまくつきあうとはどういうことかというと、ありのままの自分を認めて自分を愛おしく思うこと、今自分が何を感じ何を考えているかを知り、その時々の自分の欲求を満たしてあげるようにすること、自分の絶対的な味方となり、いちばんの親友となることです。

これができて初めて、他人との関係もうまく作れるようになります。ですから、人間関係でお悩みの方は、まず、自分との関係について振り返り、自分と仲よくすることから始めてみましょう。

では、他人との人間関係ですが、自分にいちばん近しい重要な他者にあたるパートナーや家族、恋人、親友などといい関係でいることは心の安定につながります。できるだけ時間とエネルギーをかけて理解しあうことを意識しましょう。

次の友人や親戚などは、相性が合わなければ無理につきあう必要はありません。しかし、円のいちばん外側の仕事関係やご近所などの関係は、嫌だからとつきあわずに済ませるわけにもいかず、ストレスが溜まりやすいところでしょう。

このあたりの区別ができないと、人づきあいがどんどんしんどくなってしまいます。次から相手別のつきあい方をご紹介します。ぜひ参考になさってください。

パートナーと うまくいかない

結婚しているかどうかに関わらず、パートナーとうまくいっていないときの選択肢は、大きく言えば、別れるか・続けるかです。もし別れる決心がついていなければ、続けると仮定して、現状維持か・関係改善の努力をするかを決めましょう。まずは、あなたの本音はどうなのか、自分の胸によく聞いてみてください。

多くの方は「別れないために」相談に来られますが、改善の努力はもうしたくないという人もいます。もし、相手に暴力や暴言などのＤＶ（ドメスティック・バイオレンス）や酒・ギャンブルの依存症などがある場合は、カウンセラーとしても改善の努力より逃げて身を守ることを支持します。しかし、コミュニケーションの問題が原因となっているときは、別れる前に一度改善の努力をしてみませんかと提案しています。

なぜなら、コミュニケーションがうまくいっていないということは、ご自身のコミュニケーションのとり方にも問題があるということなので、相手を変えてもまた同じ問題が起こってくるからです。

だったら、今の相手に対して努力してみて、もし関係が改善すればそれに越したことはありません。努力しても響かない相手であれば、もう迷うことなく別れる決心がつくでしょう。

そもそも、別れる決心がついていれば相談には訪れません。相談したいと思うのは、どこかに迷いがあるということ。であれば、迷いを消すために、やるだけのことはやって納得して決断を下しましょう。

特に、コミュニケーションの改善に成功すると、パートナーとの関係だけでなく、あらゆる人間関係が改善し、自分自身がとてもラクになるので、この努力は決してムダになりません。

実際に、パートナーとの関係でご相談にいらして、コミュニケーションの努力をされた結果、関係が改善された人も、別れて新しい幸せをつかんだ人もいます。どちらのパターンの人もとても幸せそうです。きっと、努力したことへのごほうびでしょう。
　ご参考までに、パートナーとうまくいっている人に共通することは、コミュニケーションをまめにとっている、相手の自由を尊重している、相手が大事にしていることを尊重する、ダメ出しをしない、自分の考えをおしつけない等々。そして、究極は、もし離れたり別れたりすることがあっても、相手が幸せならそれでいいと願う気持ちをもっているということではないかと思いますが、いかがでしょうか。

もやもや解消！

うまくいかない原因がコミュニケーションなら、まず改善の努力をしてみましょう。

パートナーの気持ちがわからない

パートナーというのは、いちばん近しい他人です。他人のなかで最もエネルギーを注ぐべき相手です。

エネルギーを注ぐとは、コミュニケーションに時間をかけ、自分の思いを伝え、相手の話を聴くということ。コミュニケーションを大切にするということです。

しかし、近しい関係になると、ついこの手間を惜しんでしまうことが多くなります。近いぶん甘えがでて、「言わなくてもわかってほしい」と、つい言うべきことまで言わなくなってしまいがちです。

コミュニケーションというのは「発信者責任」です。子供の頃は語彙も表現力もつたないので、大人が「あれがほしいの？　これがいいの？」などいちいち補ってくれますが、それは子供だったからです。大人になっても相手にこれを望むということは、対等な関係ではなく、親子関係を望んでいると言ってもいいでしょう。**発信者責任というのは、わかってほしければわかってもらえるように表現する努力が発信者に求められるということです。**わからない相手を責める前に、自分がわかりやすい表現を工夫しているかということを振り返りましょう。

「もう何度も言ってるのにわかってくれないんです」ということは、その言い方は相手に伝わりにくいということです。相手に通じない表現を何万回くり返しても、相手はわかってくれません。伝わるのは「感情的でしつこい」ということくらいでしょう。こういうときこそ、自分の言い方を省みるチャンスです。

また、「何を考えてるのかわからない」「何も言ってくれない」という男性への不満や不安もよくありますが、この場合、知りたいのはこちらの側なので、自分から「何も言われないと、もうどうでもいいのかと思って悲しくなるから、どう思っているか教えてくれない？」とお願いしてみましょう。聞かなければ何もわかりません。

一般に、男性は女性より口数が少なく、自分の思いや気持ちを喋ったり共感したりするのはあまり得意ではありません。何を考えているか知りたければ、「なんで言ってくれないんだろう」と怒るより、「どんなことでもいいから、あなたがどう思っているか知りたいから教えて」と素直に聞きましょう。たいていは何かしら答えてくれるはずです。

経験的には、女性が勝手にあれこれ思い悩んでいるのに対し、男性は何も考えていないということが少なくありません。考えていたとしても口にしないのは、たいしたことではないと思っているからだということがほとんどです。

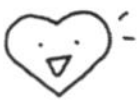

もやもや
解消!

いくら想像しても相手の気持ちはわかりません。上手に聞くことを覚えましょう。

親離れ、子離れがうまくできない

いくつになっても、親との関係というのは非常にやっかいです。

特に最近は、子離れのできていない親がとても多く、いつまでたっても子供の世話を焼いたり、遊び相手になってもらったりしていることが珍しくありません。そうした親から自力で親離れするのは至難のわざです。そのため、大人になっても依存しあったまま、どちらも精神的に自律できないでいるケースが目につきます。

成熟した大人であれば、子供を育てるときに、いずれ巣立っていけるように少しずつ自立心を育ててあげられるのですが、親が依存的だと子供はずっと自分の分身だと思い、手放したくなくなります。何かと口をだし、世話を焼き、話を聞いてもらうことを当然だと思っている親は要注意です。子供は別人格だということを忘れてはいけません。

もし、あなたが親の立場だとしたら、どうかお子さんが一人でも生きていける力を育ててあげてください。これは、いい学校や有名な会社に入れることを目指すということではなく、その子の得意分野をのばし、自分の身の回りのことはできるようにすることです。そのためには、手だし口だしはなるべく我慢して、少し離れたところから子供が自分でできるようになるのをあたたかく見守ってあげるのが親の役割です。

今、自分のことがよくわからない、怖くて動けない、自信がない、人の目が気になって仕方ないという人がとても増えています。自分のことを信じる力は、子供の頃に親からありのままをしっかり受けとめてもらったうえで、子供なりのチャレンジと挫折をくり返すことで身につけていくものです。

残念ながら、親からこうした力を育ててもらえず大人になってしまっている方は、**この作業を自分自身でやっていきましょう。大丈夫、自分の育てなおしは何歳からでもできます。**ただし、子離れできていない親に今からそれを求めるのはあきらめましょう。

大人になったら、過去はどうあれこれからの人生には自分で責任をとらなければなりません。親が子離れできていなくても、あなたが親離れすることは可能です。**「親離れしたい」「自律したい」と決心すれば、すでに人生はその方向に進んでいます。**

とはいえ、今までなじんできた依存的な考え方から脱するには、それなりの時間とエネルギーが必要です。親の立場でも子供の立場でも、もし一人で取りくむのが難しければ、どうぞカウンセラーのサポートを受けてください。

もやもや
解消！

親が子離れできていなくても、
自分の力で親離れはできます。早く大人になりましょう。

友達がいなくて…

ご相談に来られる方のなかには、「友達がいない」と話し相手を求めてカウンセリングにいらっしゃる人もいます。

ところで、大人になったとき、友達とはどういう人のことを言うのでしょうか。社会人になるまでの友達とは一緒にいる時間が長く、お互いについてよく話しよく知っていました。しかし、社会人になると、それぞれ環境が変わって興味関心も移り変わります。それを理解してもらいたいと思っても、環境の違いから以前のようにはわかり合えなくなります。ゆっくり会ったり話したりする時間もとりにくくなるでしょう。

特に女性の場合は、恋愛や結婚、出産などによって話題や時間の優先順位が大きく変わるので、それらを経験するタイミングが違ってしまうと距離ができて疎遠になりがちです。

しかし、私自身年を重ねてわかったことですが、環境の変化で一時期離れることが多い女友達も、結婚や子育てが一段落するような年齢になると、独身でも既婚でも、子供がいてもいなくても、それぞれさまざまな経験を積み重ねたことで、お互い相手を思いやりながらさまざまな話題で話ができるようになります。

そう考えると、ある時期に意見や環境が違うからと関係を切ってしまうのはとてももったいないことです。もし、話が合わないなと思っても、バッサリ切らないで、静かに離れてなんとなくでもつながっておけば、将来何かの拍子でグッと距離が近づくことがあります。特に、同級生や同窓生の関係は、当時あまり話したことがなかった人と急に仲よくなることが珍しくありません。

しかし、なかには、友達があまり必要でないという人もいます。一人でも寂しくないなら、無理に友達をつくる必要はありません。友達の数と人間性は、関係ありません。

また、友達は長い関係でないと価値がないと思って、本当はあまり楽しくないのに無理をして関係を続けている人もいますが、友達の価値はつきあう長さではありません。

友達はいくつになってもできます。しかし、古い友達にばかりしがみついていると、新しい友達はなかなか得られません。先にスペースをつくらないと、新しいものは入れられないですよね。

もし友達がほしければ、自分が興味があることをみつけて、外に出て行きましょう。好きなことが共通していれば話題に困ることもなく、一緒に楽しい時間が過ごせます。

大事なことは、本当に友達がほしいのかどうかということ、友達に何を求めているかわかっていることです。それによって、自分がどうすればいいかわかってくるでしょう。

もやもや解消!

友達はいてもいなくてもいい。
友達はいくつになってもつくることができます。

SNSにつながっていないと不安

最近あちこちでスマホ依存が話題になっていますが、スマホにさわっている時間の大部分をSNSに費やしているということはありませんか。

時々、ご相談で端末のメールやSNSを見せられることがありますが、その長いやりとりを見ていると、内容もさることながら、「時間とエネルギーがもったいない」「日常生活や仕事に支障がでているのではないか」と心配になります。

文字や絵文字、スタンプだけで繊細な気持ちを伝えることは至難のわざです。見せていただくやりとりにしても、残念ながら、「これでは問題をさらに複雑にしている」と思えるものがほとんどです。

こみ入った会話をするときは、準備したうえで会って話すことが原則です。準備するとは、何に対してどう思っているか、そして自分はどうしたいかということを整理するということです。自分で整理できていないことを相手が理解できるはずがありません。

しかし、ネットではどうしても衝動的になりやすく、準備がおろそかになります。メールは時間をかけて書くこともできますが、自分の思いこみで独りよがりに展開しやすく、長くなるほど感情的になる傾向があります。本人は思いのたけを吐きだしてスッキリするかもしれませんが、一方的に気持ちをぶつけられたほうはたまりません。

ところで、あなたはSNSでつながることに何を求め、つながっていないことでどうなることを恐れていますか。「なんとなく」ではなく、具体的に何を求め、恐れているかを明らかにしてみましょう。

社会人と学生では生活における重要度が違うかもしれませんが、自分の日常で起きたことや考えたことをいちいち他人に知らせて認めてもらわないと気が済まないというのは、他人の評価を基準に生きていることにほかなりません。他人のささいな日常の出来事にいちいち反応するというのも、「その代わり、私のことも認めて」という意図があるのでしょう。

自分で自分のことを認めていれば、自分の日常について他人の承認は必要ありません。大事なことは大切な人にわかってもらえていれば充分なはず。実際に、ＳＮＳで多くの人に向けて発信されていることは、ほとんどが個人のつぶやきのようなものです。**気が向いたときに楽しむにはいいですが、あくまでも気晴らし程度のものだと思って利用するようにし、大事なことはできれば直接会って話しましょう。**

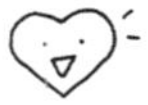

もやもや解消！

ＳＮＳは雑談の場だと思って振りまわされないように。大事なのはリアルな関係です。

他人に巻きこまれやすい

それほど親しくないのによく相談事を持ちこまれる人、他人の問題を放っておけなくてつい首をつっこんでしまいがちな人は、「巻きこまれやすい人」だと言ってもいいでしょう。巻きこまれやすい人は、他人のつらい話を聞いていると自分もしんどくなってくることが多いので注意が必要です。

カウンセラーの仕事も他人の相談事を聴く仕事ですが、そのたびに巻きこまれていたら身がもちません。よく「人の悩みばっかり聴いてストレスが溜まりませんか」と聞かれますが、そのたびに「そうならないように聴いているので大丈夫です」と答えます。

では、どうやって巻きこまれずに悩みを聴けるのかというと、カウンセラーというのは「同感」ではなく「共感」しながら話を聴いているのです。

実は、私もカウンセラーになる前は同感タイプで、よく個人的に相談を受けていました。そのたびに、全力で話を聞き、一生懸命熱血アドバイスをしていましたが、そのわりに相手の反応がいまひとつで、がっかりすることが続いていました。ある時、「これは私の聞き方に問題があるのではないか」と思い、カウンセリングの勉強を始めたところ、私は共感ではなく同感をして相手に巻きこまれていたということがわかりました。

共感と同感は、似ているようでまったく別のものです。

共感というのは、相手の気持ちを想像し、わかろうとすることです。これに対し、同感というのは、相手の気持ちになり代わって、わかった気になることです。

もう少し具体的に言うと、「それはビックリしたでしょうね」と言うのは共感で、「わかるわかる」と言うのは同感です。カウンセラーの仕事は大変だとねぎらってくれる人は、おそらく同感をするタイプの人でしょう。

聴く仕事の中心は共感することですが、共感するときに大事なこととして、「わかろうとはするけれど、簡単にわかった気にならない」ということがあります。つらい話をしたとき、いとも簡単に「わかるわかる」と言われたら、「ホントにわかっているのだろうか」「そう簡単にわかられても……」などとかえって不信感を抱かれかねません。本人とまったく同じ気持ちを味わうことはできないという前提のうえで、できるだけ近づこうと努力することが共感なのです。

そのためには、自分と相手の境界を常に意識する必要があります。境界があることで、他人の問題に巻きこまれることなく、自分も他人も守れるのです。慣れないと冷たいと感じるかもしれませんが、共感できるようになると冷たいとは思わなくなるものです。

もやもや解消！

巻きこまれてしまうのは境界があいまいで同感をしているから。共感を学びましょう。

仕事の人間関係がうまくいかない、ママ友とうまくつきあえない

上司や同僚、部下との関係で悩んでいる人も多いと思いますが、大前提として、仕事の関係はそれぞれの役割をこなして仕事をまわすためのものであり、好き嫌いがあってもそれを仕事に影響させてはいけないものだということを改めて確認しましょう。

職場は仲よしクラブではないので、みんなに好かれる必要もなければ、嫌われることを過剰に恐れる必要もありません。学校時代は嫌われることが居場所の有無に直結するので、そうしたトラウマがあると嫌われることを恐れるのは無理もありませんが、職場で嫌いだからといじめ・嫌がらせをされたら、それはハラスメントです。被害者として、被害を訴え守ってもらう権利があります。

昔は無力な子供だったので泣き寝入りせざるをえなかったかもしれませんが、今

は自分の権利を主張できる大人です。嫌われたことで仕事に支障をきたすようなら、証拠を集めて適切な人に相談に行けば、あなたの居場所は完全に守られます。勇気をだして、自分で自分の身を守りましょう。

最近は、上司からのパワハラだけでなく、同僚や部下からのハラスメントも珍しくありません。今はやっかいな同僚や部下も大勢います。相手が上司ではないからと恥ずかしがったり我慢したりしないで、仕事に支障をきたすようならすぐに相談に行きましょう。

職場の人と仲よくなれば仕事がしやすく職場での居心地もよくなるでしょうが、それはあくまでも理想で、あたりまえの状態ではありません。職場は仕事をする場所です。人間なので好き嫌いがあるのは自然ですが、それを仕事に影響させずに役割に応じて仕事をまわすことが報酬への対価です。

従って、**職場の人を好きになったり嫌いになったりすることに遠慮はいりません。「あの人嫌い」と思ってもいいんです。その代わり態度には出さず仕事はきちんとする、それが成熟した大人です。無視したりして仕事に影響させてはいけません。**

ＰＴＡやママ友についても同じように考えてみましょう。

彼女たちは友達ではありません。子供のつながりで一時的に関わっているだけの関係です。期間限定のお仕事だと思って、まず、自分の役割を考えてみましょう。必要なのは、学校についての情報交換と子供の友達関係の維持だと思います。おつきあいは最低限にして、あとは学校と直接やりとりしてはどうでしょう。「つきあいの悪い人」と思われても礼儀だけは欠かさないようにし、必要な情報を得られればよしと割り切りましょう。

もやもや
解消！

嫌いな人とでも、必要があれば役割に徹して淡々と接するのが成熟した大人です。

婚活がうまくいかない

最近、婚活のご相談が増えていますが、婚活が思うようにいかない人には共通点があります。結婚やパートナーに何を求めているかお聞きしても、はっきりした答えが返ってこないことです。

「いつか結婚できるものだと思っていたけど、できないから焦って……」「結婚や出産は女としてすべきことだから」「ずっと一人でいるのは不安だから」「もう働きたくないから」など、出てくるのは、「結婚はすべきもの」というすりこみか、「どこかに白馬の王子様がいて私を幸せにしてくれる」と信じてさまよっているかのどちらかが多いようです。

いずれも、現実の男性をしっかり見極めようという意識に欠けているため、目の前に男性が現れても自分にとって大事なポイントをチェックできず、何度も会ったあげく、なんとなく自然消滅してしまうことをくり返しやすくなります。

自分にとっての大事なポイントがわからないまま婚活をするということは、大海原にコンパスなしで漕ぎ出し、釣り糸を垂らすようなものです。漫然と釣っていても、その場所で釣れるのか、何が釣れるかまったくわかりません。そのため、やっと釣れたものが妙に貴重なものに思えて、本当は近くに本命のお魚がいるのに、たまたま釣れた魚に飛びついてしまうかもしれません。

こうした事態を避けるためには、自分の欲求を明確化しておく必要があります。しかし、婚活がうまくいっていない方は、婚活に関してはもちろん、他のことにおいても自分の欲求がよくわかっていないことが少なくありません。

従って、婚活への目的意識をはっきりさせるためには、結婚やパートナーに求めることだけでなく、日頃、自分が何を欲しているのか、どんなことを好み、どんな人生を生きたいのかということまで改めて意識する必要があります。

カウンセリングでも、結局、こうした自分自身についてのお話を深めていくことになります。そして、自分の欲求がわかるようになり、自分で自分を満たせるようになると、結婚しなければ幸せになれないという焦りから解放され、自分らしく自由にいられるようになります。それこそがあなたらしさであり、あなたの本当の魅力です。

不思議なことに、あなたらしくいられるようになると、なぜかご縁に恵まれるようになります。その魅力に惹かれる人が必ずあらわれます。その時、思いこみや焦りを手放しているあなたは、自分の感覚を信じて冷静に相手を選ぶことができます。自分の望むパートナーシップを得るためにも、選んでもらう存在から自ら選ぶ存在になりましょう。

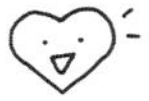

もやもや
解消!

自分の好みをよく知って自分らしく過ごしていれば、自然といいご縁に恵まれます。

別れた人を忘れられない

過去の恋愛について、パソコンにたとえると、女性はファイルを上書きし、男性は別ファイルで保存する傾向があると言われています。そのせいか、男性のほうが女性より過去をひきずりやすいのだとか。このたとえはとてもわかりやすく「なるほど」と思いますが、カウンセリングでは、別れた男性をあきらめきれずずっとひきずっている、あるいは別れたほうがいいと思うけれど別れられないという女性も少なくありません。

過去の相手を忘れられないのは、別れた当時のショックをきちんと消化していないために、トラウマのようになってしまっているのでしょう。

別れるというのは一つの喪失体験です。自分にとって大事な人を失うということは、自分の存在価値を脅かすほど衝撃的な体験です。死別でも離別でも、大事な人

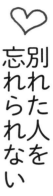

を失ったときは、いわゆる「喪《も》の作業」という一連のプロセスをこなさないと、その傷つき体験がトラウマとしてずっと尾をひくことになります。

喪の作業とは、初めは衝撃のあまり混乱して事実を受け入れられなくても、大事な人を失った悲しみや、もっと何かできたのではないかという後悔や、自分を置いていってしまった相手への怒りなど、別れに関するネガティブな感情をしっかり味わうことで、少しずつ現実を受け入れ、平常心をとり戻していくというものです。簡単に言えば、しっかりと悲しみ、誰かに落ちついて話せるようになれば、過去は消化できたということです。

よく問題になるのは、自然消滅や連絡がとれなくなったり、メールで一方的に別れを告げられたりなど、納得のいく終わり方をしていないケースです。

別れたいならウソでもいいから「もう愛してない」「好きな人ができた」などと言って、しっかり終わらせてくれればいいのですが、今どきそんなふうにケジメをつけられる誠実な男性は少ないようです。察するに、男性の本音の多くは、「面倒な修羅場は避けたい」「悪者にはなりたくない」から、できるだけ自然消滅をしたいのではないでしょうか。

自分のおとしまえをつけられないような無責任な人に理由を追求しても、満足できるような答えが返ってくることはまず期待できません。それを承知でその反応を確認し、相手を見切るというのも一案です。

残念ながら、その人は、自分の行動の説明責任もはたせなければ、あなたの時間や気持ちを大事にもしてくれない、あなたにはふさわしくない人なのです。そう思って、これ以上自分をみじめにしないために、そんな相手への執着を手放し、早く自分を自由にしてあげましょう。

もやもや
解消!

応えてくれないのはそれだけの人だということ。
執着を手放して自由になりましょう。

わかってくれる人がいない

自分のことをわかってくれる人がいると、本当に心強いですよね。多くの人は、できれば誰かに自分のことをわかってもらいたいと思うものでしょう。

特に、今まで誰にもわかってもらえていないと感じている人が、孤独を感じ、そうした理解者の存在を喉から手がでるほどほしいと願うのは自然なことです。

しかし、実はあなたのことをいちばんよくわかっているのはあなた自身です。

「自分のことはよくわからない」と言う人もいますが、それは積極的に知ろうとしていないだけです。

ただし、自分のことだからといって、自動的になんでもわかるわけでもありません。何かあるたびに、自分自身に「今どう思ってる?」「昨日と比べてどう?」「何がしたい?」などと問いかけることを習慣化していないと、なかなか自分のことをわかるようにはなりません。

自分のことがわかっている人は、こうしたことを積み重ねてきた人です。そして、これは能力ではなく、経験値の問題です。だから、今自分のことがわからなくても、これから練習していけば、必ずわかるようになります。

自分を理解するためにすべきことは、ひと言で言えば自問自答です。慣れないと少し難しいかもしれないので、そんなときは、カウンセラーに質問と共感する役をやってもらうといいでしょう。そのうち、一人でもできるようになるはずです。

自分のことがわかってくると、誰かにわかってもらうことをあまり求めなくなります。また、わかってもらいたいときは、何をどうわかってもらいたいかをわかりやすく相手に伝えられるようになります。そうすることで相手にもしっかりわかってもらえて、関係も深まります。

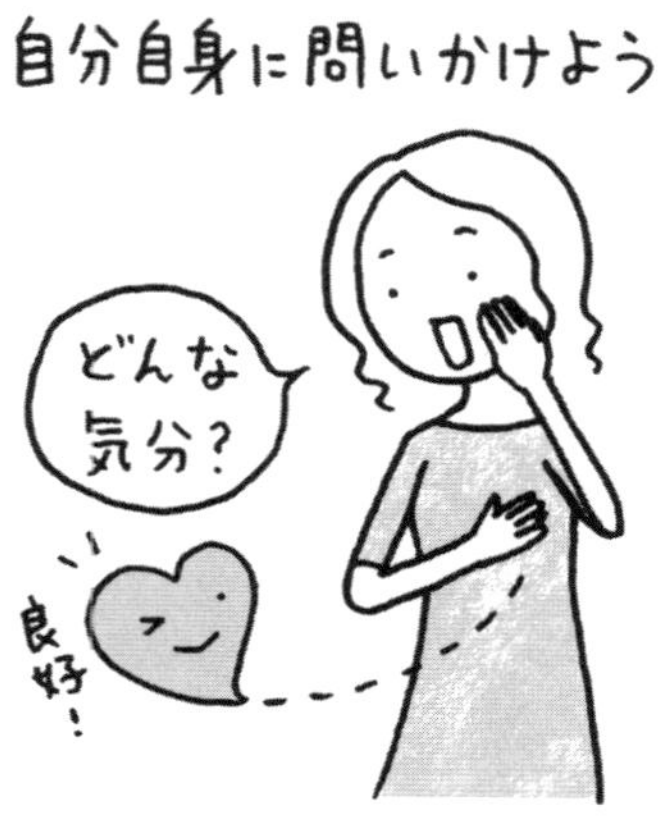

自分のこともわからず他人にわかってもらいたいと望んでいるときは、実は自分でも何をわかってもらいたいかわからず、ただ感情をぶつけてしまうことが多いものです。しかし、自分でわからないことは、相手にもわかりようがありません。感情をぶつけられるほうの立場で考えれば、「で、結局何が言いたいの？」「私に何をしてほしいの？」と聞きたくなるでしょう。

わかってもらいたいことがあるなら、まず自分の気持ちを整理して、適切な相手にわかりやすく説明する努力をしましょう。「わかってもらえない」と嘆くのはそれからです。

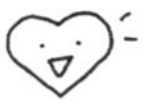

もやもや
解消！

**あなたをいちばんわかってくれるのは、
どこかの誰かではなく、あなた自身です。**

攻撃的な人に狙われやすい!?

なぜか攻撃的な人のターゲットになりやすい人たちがいます。このタイプの人は、**他人の感情に巻きこまれやすく、不当な扱いを受けても何も言えず我慢しがち、言いたいことを上手く表現できないということが共通しています。**

攻撃的な人というのはとても嗅覚にすぐれていて、大勢の中から受身的で反撃できないタイプの人をターゲットとして見事に選びだします。すぐ上司に訴えそうな人や、攻撃してもスルーしそうな人は、ターゲットになっていないはずです。

ターゲットになりやすい人は、どこにいてもターゲットになりやすく、実際に、ご相談をお聞きしても、過去に似たような経験を持っている人が少なくありません。

つまり、異動や転職、離婚などでいくら環境を変えても、ターゲットになりやすい自分自身の問題を解決しない限り、この問題からは逃れられないということです。

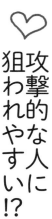

実は、攻撃する人は、自信のなさという大きな問題を抱えていて、それを隠すために強がっているのですが、他人の問題はどうすることもできません。できるのは、ターゲットにならないように身を守ることと、もしターゲットになってしまったら、できるだけ被害を受けないように自分を守ることです。

例えば、職場ならハラスメント被害として適切な人に相談しましょう。プライベートの関係なら、もう無理につきあう必要はありません。上手に距離をとって離れるか、相手がパートナーなら話し合って関係改善につとめてもいいですが、もし暴言や暴力があるなら逃げるのも一案です。

ターゲットにならないようにするには、泣き寝入りをしないと決めること。一人でハラスメントを抱えないと決めること。自分の身は自分で守ると決めること。そして、明日にでも誰かに相談に行くか、相談の約束をとりつけてください。そうした覚悟は鋭い嗅覚の相手に必ず伝わります。

もやもや解消！

自分で自分の身を守ると決めましょう。その決意は必ず相手に伝わります。

Column 5

ハラスメントについて

近年、パワハラ、モラハラなどハラスメントのご相談がとても増えています。しかし、「それはハラスメントですね」と指摘されて、「えっ、そうなんですか」と驚く人も少なくありません。自分にも落ち度があるし、相手も悪気があるわけじゃないからこれがハラスメントだとは思っていなかったというケースがほとんどです。

非常に誤解が多いのですが、ハラスメントに相手の意図は関係ありません。ハラスメントが表沙汰になると、加害者は決まったように「そんなつもりじゃなかった」と言い訳をしますが、それは、車で事故を起こしたときに悪気がなければ罪が免除されると言い張るのと同じことです。相手に実害を負わせているかぎり、加害者に悪気があろうとなかろうと関係ないということを覚えておいてください。

職場の場合、いちばんわかりやすい実害は仕事に支障がでることです。これは職場にとっても損失になることなので、ことの経緯を記録して適切な人に相談すべきです。仕事に大きな支障をきたしていなくても、不安や不眠などの健康被害がでているなら、医療機関を受診して診断書をもらい、これも原因となっている相手の言動を詳しく記録したものとあわせて相談にいきましょう。

いじめ・嫌がらせはもちろんですが、認識されにくいハラスメントとしては、怒鳴る、「おまえは××」というダメ出し、人前で叱る、無視などがあります。

特に、怒鳴るのは内容にかかわらず怒鳴ることじたいが暴力です。

また、ダメ出しは人格否定につながる表現なので、「ここをこうしてくれない？」とお願いのかたちで言い換えないとモラル・ハラスメントになります。特に、家族や恋人などの近しい相手に無意識に使いやすいので、誰に対してもダメ出し禁止を自分に強く戒めましょう。

Chapter 6

コミュニケーションが苦手…

相手の気持ちを考えてみる

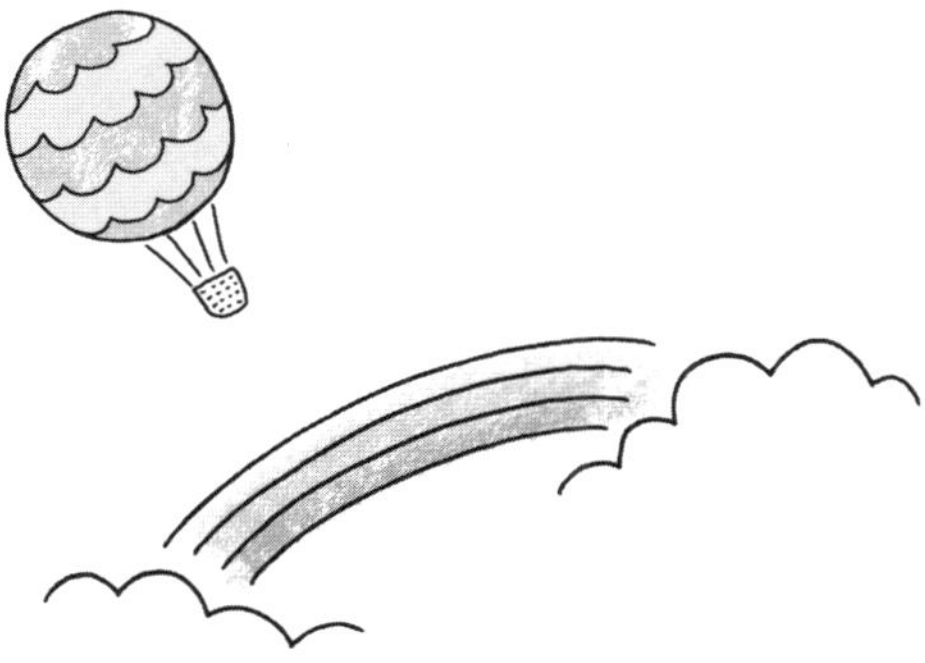

今は企業の採用において、コミュニケーション能力が非常に重視されています。カウンセリングに来られる方も、コミュニケーションがうまくいっていないことに悩んでいることがほとんどです。

さてここで、今までの私の経験から、コミュニケーションについて、知っておいておくと役に立つと思われることをお伝えします。

まず、前の章でも述べましたがコミュニケーションは「発信者責任」だということです。

ご相談では、「いくら言ってもわかってくれない」と理解してくれない相手を責める人も多いのですが、わかってほしければ相手がわかるように伝える工夫が必要です。わかりにくい表現を何回くり返しても意味はありません。相手の理解度を責める前に、自分の表現力を磨くことを考えましょう。

次に、コミュニケーションがうまくいかないのは説明不足か確認不足のどちらか、あるいは両方が原因だということです。

カウンセリング中でも、主語が省略されて「それは誰が？」と何がなんだかわからなくなったり、途中から話が飛んでしまい、前後のつながりがわからなくなったりすることが頻繁に起こります。ご本人にとっては明らかなことなので気づかず夢中になって喋っているのですが、聴いているほうは「？？？」となります。私はわからないまま話を聴くことができないので、「ちょっと、すみません。それを言ったのはどなたですか」などと口をはさんでわからないことがあるたび確認をしますが、通常の会話でそこまでする人は少ないでしょう。私自身もプライベートでは結構スルーしています。

自分の中で強く思っていることは、つい相手もわかるはずと思いこんで、主語や目的語を端折って話しがちになります。しかし、そうすると相手はわけがわからなくなります。しかも、そういうときは、話し手が思いこみで一方的に話し続けていることが多いので、口をはさむタイミングが難しく、そのまま話が進んでいってしまうことがしばしばです。話し続けた本人は、これだけ話せば相手は理解してくれるものだと思いこんでおり、自分の説明が不充分だとは夢にも思わず、理解できない相手を責めるのです。

コミュニケーションは発信者責任なので、わかってほしいなら、特に時系列や主語、目的語を意識しながら、わかってほしいポイントを整理して話すべきです。わかってもらえないと訴える人の話し方は、独りよがりになっていることが少なくありません。

わかってほしければ、感情や思いつきに任せて一方的に話すのは避けましょう。もし、相手の理解が不充分だと感じたら、「ごめんね、言葉が足りなかったけど、それはこういうことで……」とさらに説明を重ねましょう。

一方、聴くほうの責任としては、確認するということがあります。わからないのにわかったふりをするのは確認を怠っています。一般に、人が話しているときに口をはさむのはよくないことだと言われていますが、確認は例外です。人は自分の話に水をさされるのは嫌がりますが、よりわかろうと質問されることはむしろ歓迎するものです。

よく喋る人が相手だとなかなか話に間がないので、わからないと思った瞬間に「ちょっと、今のところがよくわからなかったんだけど、それをしたのは誰が誰に?」などと質問してしまっていいと思います。

最後に、コミュニケーションは双方向のものだということを忘れずに。コミュニケーションに苦手意識のある人は、喋りすぎか聞きすぎかのどちらかに偏っている傾向がありますが、心地いい会話というのは聞く量と話す量が半々になる会話です。

喋りすぎの人は、自分のことをわかってもらいたい気持ちが強い一方、実は相手の気持ちにあまり関心がなく、概して聞き下手です。また、聞きすぎの人は、自分のことを喋るのが苦手なために流れで聞き役になっていることが多く、聞かされ上手ではあっても本当の意味で聞き上手ではなかったりします。

自分の話を理解してもらえるような説明のし方と、相手のことを理解できるような確認のし方を意識して、一方的にならないよう、自分が話したあとは「で、あなたは？」とキャッチボールを心がけると、理解し合えるいい関係になれるでしょう。

人と長く関係が続かない、他人との距離感がわからない

人との距離感がわからなくて、近づきすぎてはうまくいかなくなって突然関係を断ち切ってしまうということをくり返す人がいます。他人との関係は、長く続ければいいというものではありませんが、しかし、うまくいかないとすぐ断ち切るというのは問題です。

人との距離感がつかみにくいのは、自分と他人との境界があいまいになっているからです。「私は私。あなたはあなた」という自他の区別がしっかりついていれば、他人の領域に無遠慮に入りこむことをしないで済むのですが、この区別がついていないと、いつの間にか相手の領域に入りこんで相手と一体化してしまい、相手を脅かしてしまうのです。

しかし、境界があいまいな人は、自分が相手に脅威をあたえていることに気づか

ず、相手が脅えているのを急に冷たくなったと感じ、憤慨して関係を断ち切ってしまいます。

境界があいまいな人は、別の言い方をすると、とても依存的です。依存的というのは、甘えが満たされていないまま大人になってしまっており、甘えたい欲求でいっぱいになっている状態です。

この状態にあると、甘えてもよさそうな人に対して甘えの欲求が全開となり、相手にべったりになってしまいます。しかし、これは不健全な依存なので、寄りかかられた相手には受けとめきれません。そうすると、期待に応えてくれない相手に裏切られたような気になって、自ら心を閉ざしてしまいます。少し酷な言い方ですが、これでは一人相撲ですね。

不健全な依存の状態にあると、考えが極端になりやすく、言動も衝動的になりやすくなります。そのため、少し気に入らないとバッサリ関係を切ってしまうのです。

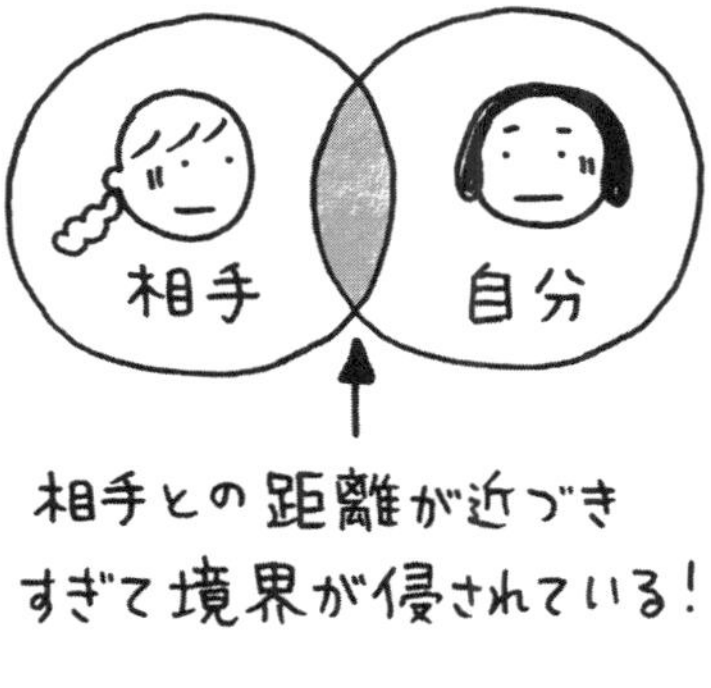
相手
自分
相手との距離が近づきすぎて境界が侵されている！

こうした傾向のある人は、親しい関係になったときに相手に近づきすぎないように意識しましょう。大人になったら、「親しい＝遠慮しなくていい」ではなく、「親しき仲にも礼儀あり」だということをくれぐれも自分に言い聞かせてください。

いちばん確実な方法は、相手の状況や気持ち、望んでいることなどをその都度確認することです。いくら相手にとってよかれと思っても、本人に確認しないかぎりそれは勝手な想像に過ぎません。もっと言えば、それは親切の押し売りです。それを、期待したような感謝の反応がなかったからと相手に失望し絶交までするのはおかしな話です。

相手のために何かしたいと思ったら、勝手に想像するのではなく、「あなたのために何かしたいんだけど、私にできることある？」と率直に聞いてみましょう。それで「ない」と言われたら、「もし何かあったらいつでも言ってね」で充分です。

もやもや解消！

距離感がわからないときは遠慮なく相手に聞きましょう。勝手に想像で動くのは危険です。

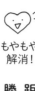

人と話すのが苦手

コミュニケーションが苦手だと言う人は、その理由を、よく「うまく話せないから」だと言います。しかし、もし「うまく話す」＝「おもしろおかしく話して相手を笑わせること」だと思っているなら、それは誤解です。うまく話すというのは相手にわかりやすく整理して話すということ。おもしろい話をして、笑いをとることではありません。芸人を目指しているわけではないのですから、目的は相手を笑わせることではなくわかってもらうことです。むしろ、受けを狙ってばかりいる人は中身がなく、薄っぺらい印象を与えます。

人前で話すときにあがる人も多いと思いますが、「受けよう」「笑わせよう」と力が入って、自分で自分にプレッシャーをかけているのかもしれません。私も研修やセミナーの講師として人前で話すことがありますが、当初は異常にあがってしまい、苦痛で仕方ありませんでした。しかし、憧れの先生のセミナーを受講した時、受講生にまったく媚びず無理に笑いをとろうとしなくても、落ちついてしっかりと中身のある話をすれば受講生は充分満足するという体験をし、以降、中身で勝負しようと切り替えたところ、過剰な緊張から解放されました。それで余裕ができたせいか、かえってたまには笑ってもらえるようにもなりました。

人を意識して笑わせるのはとても難しいことです。会話の最上級レベルと言ってもいいでしょう。会話に苦手意識がある人は、いきなり上級者になろうとしないで、初級から順番に練習することが大事です。

初級としては、何も話さなくていいからその場にニコニコして居続けること。人はいい聞き手がいればいくらでも話したいものなので、初めは無理に話す必要はありません。まず、人の話をしっかり聴いて、その場になじむことから始めましょう。次は、「そうなんだ」「すごい」などとあいづちをうってみましょう。

会話に参加するにはいい聞き手になることが大事です。無理に自分のことを話さなくても大丈夫です。聴くことさえできれば、どこへ行ってもなんとか対応できるものです。実は、おもしろい話をして人の注目を集める人は、意外と人の話を聴くことは苦手であることも多いのです。そして、個人的に信頼される人というのは派手さがなくても誠実であること、人の話をしっかり聴けることです。話しぶりからあなたの誠実さは必ず伝わります。

もやもや
解消！

おもしろい話は必要ありません。ニコニコしながら人の話を聴ければ充分です。

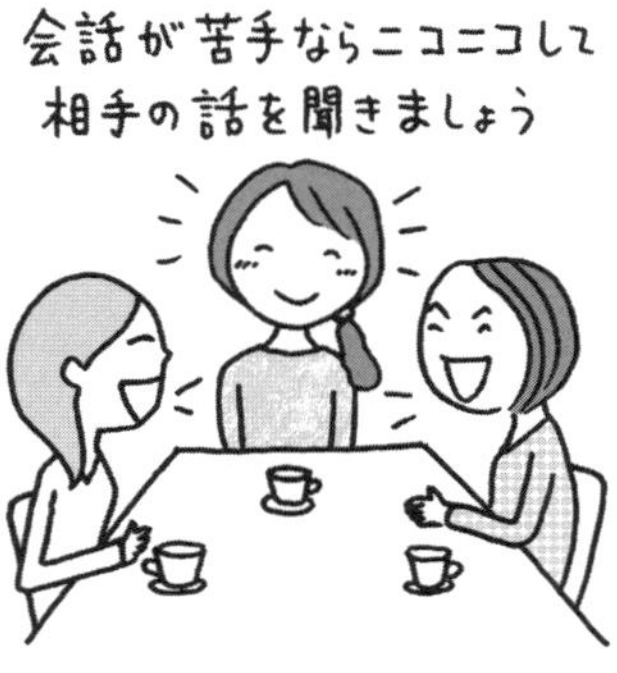
会話が苦手ならニコニコして
相手の話を聞きましょう

ついよけいなひと言を言ってしまう

「ああ、言っちゃった」「言わなきゃよかった」

こんなふうに後悔することのある人は、自分の衝動性を自覚しましょう。頭に浮かんだことを、よく考えずにそのまま口にしてしまうのは悪いくせです。しかし、くせなので、その気があれば直すことができます。衝動性は「百害あって一利なし」ですから、自覚のある人はぜひ直すことをお勧めします。

私も以前はこうした傾向がありました。まわりからは、「きつい」「そんな直球を投げなくても……」と言われましたが、当時はストレートにはっきり言うことがいいと信じていたので耳を貸しませんでした。今振り返ると、まさに若気のいたりで本当に恥ずかしくなります。

衝動的な言動をする人は、深く考えることなく、ほとんど反射的に口や身体が動いています。実際にお聞きしても、自分ではコントロールできないとおっしゃいます。

「できない」と言う人は、それがまさに衝動的な反応で、試してもいないのに「無理そう」と思って、「できません」と言ってしまうのです。

しかし、衝動性は自分でコントロールするしかありません。そして、練習すれば、コントロールできるようになるものです。

今まで言う前によく考える習慣がないので、これを習慣づけるのは大変なことではありますが、できないことではありません。どんなことでも始めてしばらくは慣れるまで一苦労ですが、コツをつかめばそれほど苦ではなくなります。

まずは、思ったことをそのまま口にするのは相手を傷つけることがある、配慮が足りない子供っぽいことだと自分に言い聞かせてください。子供のうちはストレートに言いたい放題でもいいですが、大人になったら変化球も覚えましょう。ＴＰＯに合わせた言いまわしを身につけないと、人間関係がうまく築けず、社会に適応できなくなります。

そのうえで、自分の衝動にも気づけるようにしましょう。気づけるようになったら、いったん間をとって考えるくせをつけること。一度考えてから、本当に必要なことを適切に表現するようにしましょう。しっかり感じたうえでアウトプットを適切にコントロールできるのが大人です。言いたい放題言うのは子供と同じ。素直とは違います。

つい言いすぎてしまう傾向のある人は、普段我慢しすぎている反動でストレスを発散している可能性があります。我慢は衝動を抑えるために使うようにし、しなくてもいい我慢をするのをやめるのも一案です。

もやもや
解消！

悪気はなくても衝動は相手への攻撃になります。
ひと呼吸おいて考える努力をしましょう。

本心と裏腹なことを言ってしまう、ウソをついてしまう

Aがほしいのに Bがほしいと言ってしまう、つかなくてもいいウソをついてしまうのは、もしかしたら幼い頃に本心を素直に言う機会に恵まれなかったのではありませんか。

子供は本来無邪気なものです。しかし、残念ながら、あなたの子供時代は、素直に感情をあらわせないような環境だったのかもしれません。

例えば、親が気分屋で、何が原因で怒りだすのかさっぱりわからないと、子供は常に親の顔色を伺い、地雷を踏まないように自分の気持ちや欲求を抑えて生きるようになります。何か聞かれても、自分の本当の気持ちではなく、親の機嫌を損ねないような答えをしようとします。

本当の気持ちを言って受け入れてもらえたという安全な経験がないと、「本当の

ことを言ってはいけない」というすりこみがされていきます。そのうち、自分の気持ちや欲求が存在していることさえ忘れてしまうかもしれません。

そして、「本当のことを言ってはいけない」というすりこみにより、悪意をもってわざとウソを言うというより、その場しのぎ的なことを言うようになるのだと思われます。

だいたい、ウソをついてしまうような状況というのは、本当のことを言ったら相手が不機嫌になってしまうかもしれないということが多いものです。無意識のうちに、ウソをついたほうがその場の相手の反応が少しでもよくなりそうだと思っているのでしょう。そういう意味では、一種のリップサービスだと言えるかもしれません。

また、本心を素直に言えない場合も「本当のことを言ってはいけない」というすりこみが原因だと考えられます。本心を言っても受け入れてもらえないのではないかという怖れから、無意識に遠回しで相手を試すような表現をしてしまい、事態をよけい複雑にしてしまっているのでしょう。

いずれも、相手にしてみれば、面倒くさくてつきあいにくい人になってしまいます。相手の機嫌を損ねないように気をつかっているのに、その相手が離れていってしまうのではやりきれませんよね。

これからは、少しずつ自分の本心を話す練習をしていきましょう。そのためにも、まず自分に「本当のことを言っても大丈夫。言ってもいいし、言わなくてもいい」と何度も言い聞かせてあげましょう。練習をして経験値をあげていけば、必ず本心が言えるようになるので、安心してくださいね。

もやもや
解消!

本当のことを言っても大丈夫。
状況によっては言ってもいいし、言わなくてもいい。

空気が読めない

いつ頃からか、KY（空気読めない）という言葉が流行り、空気を読むことが重要視されるようになりました。

たしかに人間関係はコミュニケーション能力に左右されるところが大きいと思いますが、「空気を読む」ということが人間関係において必須なのかというと疑問に感じます。

本来、「空気を読む」というのは、その場の雰囲気や流れを汲みとるということですが、最近は「空気を読む＝相手の顔色を伺う」と解釈されているように思えてなりません。

私はコミュニケーション研修で、**一人で勝手に相手の気持ちを察するより、相手に直接どう思っているのか確認することを勧めています。**また、自分のことを察してもらおうとするのは不健全な甘えであり、もしわかってもらいたいなら相手にわかりやすく自分で説明するよう、効果的な説明の方法をお伝えしています。

　私自身もカウンセラーとしてお話をお聴きするときは、時にしつこいほど確認をします。悩んでいる方のお話は思いこみによるところが多く、一つ一つ確認しながらお聴きしないと、話していることが状況説明なのか、その人の考えや想像なのか区別がつかなくなるからです。また、こちらから何か説明するときは、時々くどいかなと思うくらい丁寧に言葉を尽くして説明し、わからないことはないかと確認しています。

　私たちは、自分でわかりきっていることをつい端折って話しがちですが、相手が同じようにわかっているとは限りません。それを言わなくても「察してほしい」と望むのは、自分の説明不足を棚に上げて相手に責任をおしつけることになります。

　コミュニケーションにおいて、その場の雰囲気をつかむ力はとても大事だと思います。状況に応じた言動ができるのは、コミュニケーション能力が高いということです。しかし、これはある程度生まれつきの力なので、**もし自分にあまりその力がないと思うなら、無理に気の利いた言動をする必要はありません。無理をして印象**

を悪くするくらいなら、何もしないでいたほうが安全です。

また、相手の気持ちに気づきにくいことに関しては、「申し訳ないけど、私は人の気持ちに気づきにくいところがあるので、わかってないなと思ったら遠慮なく言ってください」と、いっそオープンにしてしまうのも一案です。また、ある程度はパターン認識で対応できるようになるので、まわりをよく観察することも忘れずに。わからないときは誰かに教えてもらいましょう。

もやもや解消!

空気が読めなくても、
素直に相手に確認できれば問題ありません。

雑談や世間話ができない

一般的に、男性より女性のほうがコミュニケーションが得意だと言われています。実際に、女性は職場でもよくお喋りをしています。しかし、なかにはこうした雑談や世間話、ガールズトークがとても苦手だと悩んでいる女性もいます。

彼女たちに共通しているのは、仕事の話や趣味の話など、何か目的がある話題であればまったく問題なく話ができるけれど、特に目的のない井戸端会議のような話や興味のないことについて、例えば異性やオシャレのこと、うわさ話などは苦痛だということです。そうはいっても、女性はこうした雑談をしながらうち解けていくところがあり、彼女たちも孤立しないために一応はつきあおうとしているのだけど、それが実はとてもストレスになっていると言います。孤立を防ぐためにストレスフルなつきあいをしてストレスが溜まる……なんとも悩ましい問題です。

ここで、雑談が苦手な方に質問です。**あなたは、雑談ができるようになって、職場の女性たちと親しくなりたいと心から望んでいますか？　雑談ができなくても、仕事に支障がでなければ、職場の女性たちと親しくならなくてもいいですか？**

今までは、「雑談ができない＝孤立してしまう」だったかもしれませんが、それは、自分を苦しめる極端な考え方です。ここで、本書が目指している柔軟な考え方を取り入れれば、「雑談ができなくても孤立しない」という選択肢や可能性があることに気づけるはずです。では、そのためにどうしたらいいかを考えましょう。

まず、雑談をせず、親しくならないけれど孤立はしていないという状態をイメージしてみましょう。身近にそういう人がいれば、その人がいいお手本になります。身近にいなければ、知り合いでも聞いた話でも有名人でもかまいません。

職場では、必ずしも同僚たちと親しくなる必要はないのですが、孤立を恐れている人は、仲よくなる以前に、口角が下がっているなど雰囲気が堅く、自ら他人を遠ざけている可能性もあるので、意識して肩の力を抜きましょう。

雑談をしなくても、挨拶を分けへだてなくして感じをよくする、仕事の基本である報告・連絡・相談をマメにする、いつもにこやかでいる、お礼と謝罪はケチらな

い、などの基本的なマナーを守っていれば、おそらく孤立することはありません。

雑談はコミュニケーションにおいて上級のスキルです。雑談が苦手な人は、それ以前の基本的なスキルを先に身につけましょう。雑談は必須ではありません。

雑談より、基本的な挨拶や穏やかさなどに力を入れていい印象作りをしましょう。

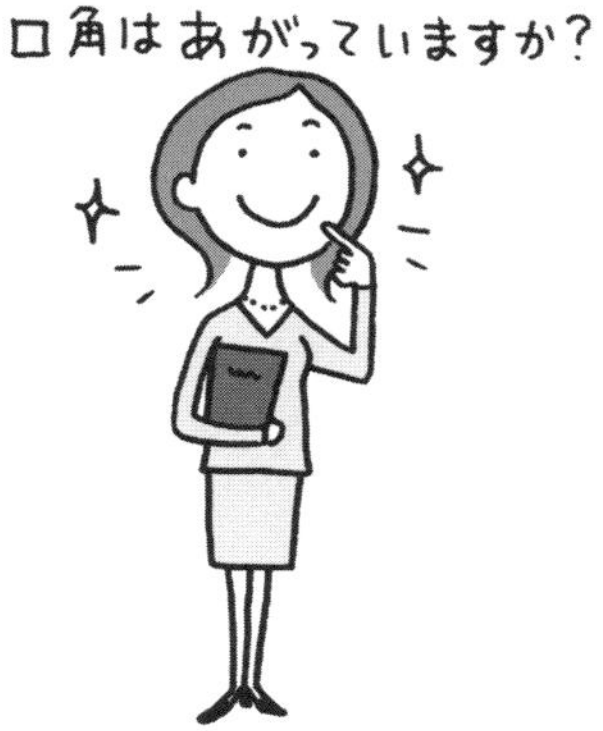

Column 6

大人の発達障害　その2〈アスペルガー症候群〉

アスペルガー症候群というのは、発達障害の中の知的障害のない自閉症のことで、2013年から診断名としては自閉症スペクトラムに含まれることになりました。特徴として、社会性、コミュニケーション力、想像力に関する障害があります。例えば、集団行動が苦手、一般常識に無頓着、一人が好き、話が一方的になりやすい、思ったことをバカ正直に口にしてひんしゅくを買いやすい、言われたことを言葉どおり真に受けやすい、察することが苦手、興味のあることとないこととの差が激しい、こだわりが強い、変化に弱い、感情のコントロールが難しい、愛情が執着になりやすいなどの特徴があります。

知的能力には問題がなく、むしろ勉強や仕事ができる場合も多いので、特にコミュニケーションにおいて「わざと人を怒らせているのではないか」などと誤解を受けることが多いのですが、これは相手の気持ちを想像したり共感したりする力の障害であり、したくてもできないのです。また、よくも悪くも裏がないので、できるだけ誤解がないよう言葉でしっかりやりとりすると、意外とうまくコミュニケーションがとれたりします。

最近、ご夫婦や恋人関係のご相談を受けると、どちらかにアスペルガー症候群の傾向があり、そのためにコミュニケーションがうまくいっていないと考えられることが増えています。診断をうけなくても、思いあたることがあるなら、本やネットで示されている対処法が役立つかもしれません。少しでも気になる方は、一度確認されてもいいと思います。

Chapter 7

面倒くさくてやる気が出ない…

もしかして、疲れすぎていませんか？

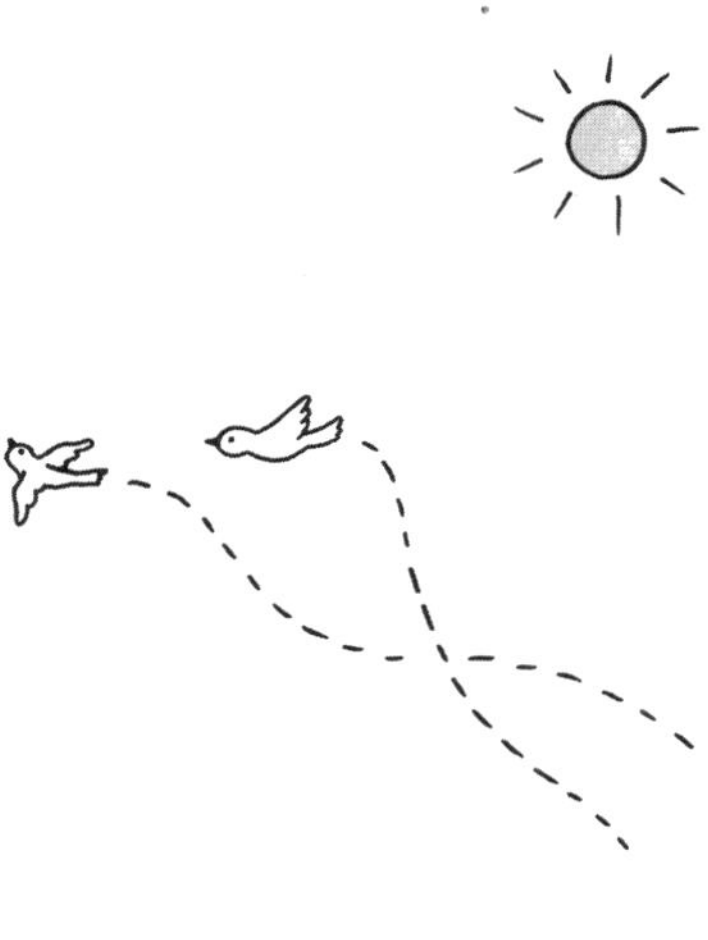

ここ数年、「やる気がでない」とご相談に来られる方がとても多いと感じます。

やる気がでないのは、疲れていてエネルギーが減っている証拠なので、まずは充電する必要があります。つまり、ゆっくり休むということです。しかし、「少しゆっくり休みませんか」と勧めると、「いえ、やらなきゃいけないことがたくさんあってとても休めません」「休むことは苦手です。何かしていないとおちつきません」などと言われてしまいます。

電池が切れかかっているときにむやみに動いても充電はされません。むしろ、早く電池がなくなってしまいます。カウンセリングでも、「動くのは充電ができてからにしましょう」とお願いしています。常に動いていないと気が済まないという人は、「××しなければならない」という義務感でいっぱいになっており、それができないと、怠けていると自分を責めたり罪悪感を抱いたりします。弱っているときに自分にダメ出しをするということは、傷口に塩をぬるようなものです。

仕事では報酬を得るために義務を負います。義務はストレスになります。それで報酬を得るのです。私たちは一日の大半を仕事に費やしているのですから、それ以外の時間はできるだけ義務感から解放されて自由に過ごしたいもの。そうして自分の欲求を満たすことでエネルギーを充電し、義務感とのバランスがとれるのです。

しかし、仕事で義務を果たすことに慣れすぎてしまっているせいか、プライベートでも「あれをしなきゃ」「これをしなきゃ」とすべきことに追われていると、自分が解放される時間がなくなり、エネルギーがどんどん減っていきます。

自分のために自由に時間をつかうことがわがままでよくないことだと思いこんでいる方は、これを機に考えを改めてください。親にとっての子育て以外、プライベートでどうしてもやらなければならないことは少ないはずです。あえて言うなら、日頃のストレスを解消するために自分のケアをすべきです。自分のケアとは、弱っているならしっかり休む、余力があれば、好きなことをし、好きな場所にでかけ、好きな相手と一緒に過ごしたりして自分を喜ばせてあげることです。

「面倒くさい」「やる気がでない」「やらなきゃ」と思うのは、いずれも「本当はやりたくない」ことの裏返しです。そんなときは、叱咤激励しても逆効果なだけと心得、しっかり休めているか、好きなことができているかを振り返りましょう。自分にそれが足りないようなら堂々と自分のための時間をとって「やりたいこと」をしてみてください。

♡仕事でちゃんと評価してもらえていない気がする

仕事でもプライベートでも、自分なりにまわりに一生懸命気をつかって頑張っているのに、それがぜんぜん評価されない、むしろなぜかよくない評価をされてしまうようなことが多いという人は、**もしかしたら頑張っている方向性が少しずれているのかもしれません。**

コミュニケーションは発信者責任なので、理解してもらいたければ相手が理解しやすいように表現しなければなりません。その工夫をしないで理解されないことを相手のせいにするのは早計です。

ご相談をお聴きしていると、被害者意識にとらわれるばかりであまりご自身で工夫されていない、あるいはしているけれど方向性が残念だと思うケースが結構あるものです。まずはできるかぎりまわりの人にわかってもらえるようにあれこれ工夫して、それでも理解されないとき、初めて相手の理解力を疑うようにしましょう。

例えば、仕事で評価してもらえていないと感じるなら、どうしたら評価されるのか、何が問題なのかを上司に相談してみましょう。今まで頑張っていたことが評価につながっていないということは、残念ながら方向性がずれているということです。

この場合、何がどうずれているのかを自分でみつけることはとても難しいですから、これ以上時間と労力をムダにしないためにも、なるべく早く素直に助けを求めるべきです。

上司に仕事の相談をするのは決して恥ずかしいことではありません。上司としても、部下のやる気を感じられてむしろ嬉しいことだと思います。それに、部下の仕事の相談にのるのは上司の大事な仕事です。彼らはその分の報酬をもらっているのですから、遠慮することはありません。堂々と相談に行ってください。

自分でいいと思うポイントと上司が仕事に求めるポイントがいつも同じとはかぎりません。たとえ納得がいかなくても、組織に属して雇われている以上、組織が求める役割を果たさなければ評価は得られません。それが嫌なら転職するか独立するかですが、転職先が今よりいいかどうかは行ってみなければわかりませんし、独立するのは何の保証もなく、すべて一人でこなさなければならないので違う種類のプレッシャーがかかります。

組織にいようがいまいが、仕事をするかぎり相手があり、相手のニーズに応えることで報酬を得るというしくみは同じです。そして、相手のニーズに応えるには、直接相手に何を求めているのか聴くことがもっとも合理的な方法です。

もし今仕事で正当に評価されていないと思われる方は、ぜひ上司もしくは聴けそうな人に相談し、フィードバックを求めてみてください。そうした姿勢も評価されるはずです。

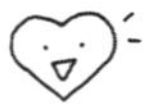

もやもや
解消！

正当に評価されていないと思うときは
頑張る方向がずれているのかも。ぜひ誰かに相談を。

仕事に行きたくない！

「仕事に行きたくない」とクリニックを受診する人がとても増えています。

その理由は、職場の人間関係であることが多く、これらの方々に共通していることとして、多すぎる仕事を断れずに一人で抱えてしまう、上司や同僚から不当な扱いを受けている、同僚にうまく溶けこめない、自分の大変さをうまく伝えられず我慢することが多いなど、全般に消極的で自己主張ができない傾向があります。

こういう場合、職場を変えても根本的な解決にはなりません。仕事の適性ではなくコミュニケーションパターンに問題があるときは、次の職場に行っても、ほぼ間違いなく同じような問題が起こります。

辞めることはいつでもできるので、まずは今の職場で自分のコミュニケーションスキルを鍛え、それでもダメなら改めて転職を検討されてはどうでしょう。

とはいえ、不眠などの身体症状がある場合は、うつ状態として医師の診察を受け、診断書を書いてもらえれば休職も選択肢の一つになります。

職場の人間関係に問題があって仕事に行きたくない場合は、休職するとストレスの原因がなくなるので、比較的すぐに元気になります。通常、休職中はしっかり休養したあと復職をめざして段階的に負荷をかけていき、休職の原因となった自分の考え方やコミュニケーションパターンを見直し、効果的な方法を学んでいきます。

しかし、少し元気になると、このプロセスを飛ばして突然旅行に行ったり転職活動を始めたりする人がいます。私が知るかぎり、こういうケースは、結果的に社会復帰が遅れがちです。

休職の診断書は休暇の許可証ではありません。治療に専念するためのものです。**休んでいるあいだに、再発防止のために、今後また同じ状況になったらどう対処するかを学び、自分の守り方を身につけておくことを強くお勧めいたします。**

もやもや解消!

どうしても仕事に行きたくないなら休むのもありですが、再発防止対策も忘れずに。

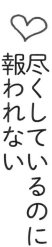

尽くしているのに報われない

仕事で評価されないという例と共通していますが、自分を犠牲にしてまわりに尽くしているのに認めてもらえないときは、認めてくれない相手を責める前に、自分の尽くし方に問題がないかどうかよく考えてみましょう。

プライベートで「尽くしているのに報われない」とモヤモヤするときは、尽くしすぎのサインだと思いましょう。この状態になっていると、「感謝してほしい」「わかってほしい」「考え方や態度を変えてほしい」と相手を自分の思いどおりに変えたがっていると思いますが、他人はコントロールできません。コントロールできるのは自分のことだけです。この場合は、あなたの「尽くす」という行為自体を考え直しましょう。

尽くしすぎの傾向がある人は、たいてい「相手のために」と言いますが、よくよく考えればそれは「自分のため」のすりかえです。たとえどんなに相手のためによかれと思っても、相手にしてみれば「頼んでもいないのに大きなお世話」あるいは「親切の押しつけ」に過ぎないということを自分によく言い聞かせてあげましょう。

相手のために自分が我慢しているという思いがあると、どうしてもその見返りがほしくなります。期待したとおりの反応がほしくなります。その反応がないと腹が立ちます。自分で勝手に我慢したのに、それに気づいて感謝してくれない相手を恨みます。

こうした自己犠牲的な我慢をする人は、他人に尽くして役に立たなければ自分には価値がないと思いこんでいる可能性があります。しかし、それは大きな誤解です。もしかしたら、かつて役に立つことで認められたという経験があるのかもしれませんが、あなたの存在価値は、誰かの役に立つことでも、誰かに必要とされることでもありません。**他人の役に立ち、必要とされる前に、どうぞ自分の役に立ち、自分を必要としてください。**

自己犠牲の我慢は決して美徳ではありません。むしろ、それは自分を大切にしていないということ。そして、自分より他人を優先することは、他人に対して「あなたのために私を犠牲にしてかまいません」というメッセージを発信していることになるのです。つまり、**尽くせば尽くすほど、相手はあなたを軽く見るということです。今まで気づいてくれなかった人が、いつか気づいてくれるということもありません。**

自分を大切にしていない人のことを、他人は大切には扱ってくれません。もし、他人から大切にしてもらいたければ、自己犠牲の我慢をやめて、自分を大切にするようにしましょう。

もやもや
解消!

我慢して尽くしても、軽く見られるだけで報われることはないと心得ましょう。

♡生きがいや夢中になれるものがみつからない

ときどき、カウンセリングで「何をやっても長続きしないんです。何か夢中になれる生きがいがみつかればもっと充実するのに。どうしたらいいんでしょう」と聞かれることがあります。

少し厳しい言い方かもしれませんが、これでは宝くじが当たるのを待っているようなものです。なぜなら、夢中になれるものというのは、棚ぼた式にみつかるものではなく、さまざまな経験をして、「あれでもない、これでもない」と試行錯誤した結果みつかるものだからです。

今輝いている人は、おそらく過去に人知れずもがき苦しんだり、裏でものすごい努力をしたり、多くの失敗をした経験があるはずです。また、彼らは、ほぼ例外なくバイタリティがあり、何かするときは全力で取りくみます。だから、うまくいかなかったときにも上手にあきらめることができ、どんどん次の可能性にチャレンジできたのでしょう。

しかし、今充実している人は、いちいちそんなことを語らないので、一見すると「早々に生きがいをみつけて成功した人」にしか見えません。それで、つい何もしなくても運さえよければ生きがいが手に入るような気がしてしまうのでしょう。

このように、今充実している人の姿から陰の努力を想像できない人にかぎって、そうした人は運がよくて「ずるい」、自分は運が悪くて「損をしている」とひがみモードに入ってしまい、自ら動くことをあきらめてしまいがちです。

ここで、改めて確認したいのは、**生きがいや夢中になれるものは家でただ待っているだけでは決して手に入らないということ、自分の足で動いて試行錯誤の結果みつかるものだということです。**

他力本願で一発逆転を狙うのは、努力しないで結果がほしいと言っているのと同じです。努力が嫌なら結果はあきらめる、結果がほしければ努力をする、どちらか納得できるほうを選びましょう。いいとこ取りはできません。運を天に任せて何もしないで待つという選択も自由ですが、その場合は何も得られない可能性もあると覚悟することが必要です。

生きがいとは、必ずしも一生続くような立派なものでなければならないということはなく、その時々で本人が楽しめればいいものです。もしかしたら、生きがいをほしがる人は、他人の目を気にして、誰かに誇れるようなことを求めているのかもしれません。

「今、ここ」の自分に集中しましょう。日々丁寧に生きていれば、自然と毎日が充実し、生きがいのことはあまり考えなくなるでしょう。

もやもや解消!

生きがいを探すより、今を充実させましょう。
言い訳する前に動いてみましょう。

生きている意味がわからない

「何のために生きているんだろう」「自分に生きる価値なんかあるのだろうか」など と考え始めたら要注意です。これは一時的なうつ状態です。

多くの人は、元気なときは生きる意味など考えないものです。ところが、つらいことがあったり弱ったりすると、つい「何のために……」と考え始めてしまうのです。

弱っているときは誰でもマイナス思考になりやすいので、考え始めるとどんどん絶望的になっていきます。たくさん考えることで快方に向かうならいくらでも考えればいいのですが、たいていは考えれば考えるほど生きる希望を失い、絶望的になってしまいます。つまり、弱っているときに生きる意味を考えても悪くなるだけなのです。

私も今まで何度もカウンセリングで生きる意味を聞かれました。初めて聞かれた時ほどではないものの、今でもこの問いを投げかけられると「この人の苦しみを受けとめられるだろうか」と内心動揺します。しかし私が動揺してしまったら、目の前の人を絶望の淵に追いやってしまいます。ここは一時的に命を支える覚悟が求められているのです。私にとっては仕事上最もしんどい場面の一つではありますが、実際にはなるべく穏やかに「そう考えてしまうのはとてもつらいだろうけれど、それは弱っていることの症状だから、回復するためにできることをしましょう」と提案しています。

私個人としては、日々、**自分の欲求を満たして自分を幸せにし、この世を去るときに「ああ、幸せだったなあ」と思える生き方をすることが生きる意味だと思っています。**一般的には、人の役に立つことを奨励されたりしますが、本当の意味で人の役に立つには、まず自分が自分の役に立つことが必要だと考えています。

他人の欲求を満たし他人に必要とされることを存在意義だとしてしまうと、他人のための人生になってしまいます。それに、こうした考えでいると、もし自分が病気になるなど何らかの事情で他人の役に立てなくなったら生きている意味がないと思いこんでしまう危険があります。

あなたの人生はあなたのものです。どうぞあなたを幸せにしてあげてください。
そのうえで余裕があれば、あなたなりの方法で他の人の役に立つと、より幸せを感じられるようになるでしょう。人の役に立つということはオプションであって、必須のことではないと自分に言い聞かせてあげましょう。

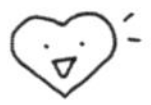

もやもや解消！

生きている意味を考えるときはうつ状態。必要なのは休養です。とにかく一休みして。

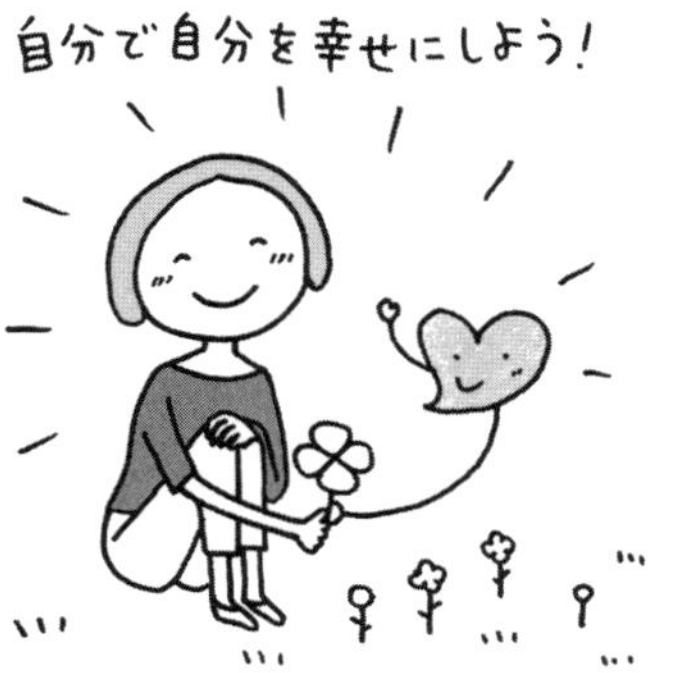

Column 7

自分を大切にするということ

自分を大切にするとは、その時々に自分がどう感じているかを把握し、できるだけ自分を快適にするように工夫するということです。

簡単なことで言えば、寒いと思ったら、温かくなるように何か着たり温かい飲み物を飲んだりするということです。つらいと思ったら、少し休んでどうしたらつらさが減るのか考え、そのために行動するということです。

そのためには、自分の好き嫌いの傾向をよく知っておかなければなりません。よく、好き嫌いを認めることはわがままだと誤解されるのですが、認めることと表現することとはまったく別のことです。

また、何があっても自分の絶対的な味方になるという意味で、自分にダメ出しをしない、自分を許すということも、自分を大切にするということになります。

具体的には、何か失敗したと思っても、自分を責めて落ちこみ続けるのではなく、なるべく早くどうやって挽回したらいいかに頭を切りかえ、やるだけやったらそんな自分をほめてあげるということです。この積み重ねが自信になります。

さらに、「これしかない」という考えを改め、「あれもある、これもある、どれを選んでもいい」と常に複数の選択肢を考え、自由に選ぶようにすることも自分をラクにします。

何より効果があるのは、自分のために行動することです。部屋の環境を整える、時にはオシャレをする、料理をする、好きなことをしに出かける、好きな人を誘う、自分の意見を伝える、お願いをする、気が進まないときは断る、意見が違ったときに話し合う、何か新しいことを試してみる、何か勉強する、セミナーに参加するなど、何か動けば必ず何かしら気づくことがあり、それがあなたの財産になります。

考えているだけでは何も変わりません。考えては動き、動いては考えることをくり返し続けていくと、だんだんと行動が洗練されて好きなことで自分が満たされ、特別なことがなくても毎日が充実するはずです。

おわりに

メンタルエステはいかがでしたか。

今回選んだお悩みは、特にカウンセリングの現場で多いものに絞っていますが、実際には他にもたくさんのお悩みがあります。また、たいていは事情や問題が複雑に絡み合っています。

あなたのお悩みにピッタリのものがなかったとしても、「ああ、こういう悩みもあるんだ」とか「こういう考え方もあるのか」などと、いろいろなものの見方や考え方を知っていただくだけでココロを軽くする効果はあると思います。

世の中には数百の心理療法があると言われています。そのなかで私は代表的なごく一部のものしか知りませんが、そのいくつかには共通しているものがあります。それは、相談にいらした方がより自分らしく日々を過ごせるよう支えるということです。方法はさまざまですが、どのカウンセリングも最終的に目指すところは同じです。

これを機に、一人でも多くの方がカウンセリングを気軽に上手に利用していただけるようになるととても嬉しいです。

本書は私の今までのカウンセリングの集大成のようなものです。今まで私のカウンセリングを受けてくださったすべての方々のおかげで今の私があります。本当にありがとうございます。そして、これからもどうぞよろしくお願いいたします。

最後に、今何かに悩んでいらっしゃる方へ。

悩みを抱えながらよく頑張ってこられましたね。今まで我慢することが多かったと思いますが、「私は幸せになっていい」「私は私を幸せにする」と思い続けていれば、道が開けるはずです。本書がそのきっかけになることを願ってやみません。

少しでもあなたのココロが軽くなりますように。

藤井雅子

ブックデザイン／静野あゆみ（ハリロンデザイン）
イラスト／坂木浩子（ぽるか）

藤井雅子（ふじい・まさこ）

1965年、埼玉県川口市生まれ。心理カウンセラー。慶應義塾大学卒業後、総合商社OL、日本語教師、弁護士秘書を経て2004年より現職。2006年女性のためのカウンセリングルームをオープン。感情のコントロールやコミュニケーションなどの問題を中心に、生きづらさを抱えた人、特にアダルト・チルドレンが自分らしさを取り戻すためのサポートをしている。著書に『オヤジの取説』（共著、ゴマブックス）『人はなぜ怒るのか』（幻冬舎）『「なぜか怒っている人」の取り扱い説明書』（PHP研究所）がある。

メンタルエステ ココロの部屋（※女性専用）
http://www.mental-room.com/

つい悩んでしまうあなたへ
ココロを軽くする考え方のレシピ

2015年12月11日［初版第1刷発行］

著　　者　藤井雅子

発 行 者　藤木健太郎
発 行 所　清流出版株式会社
〒101-0051 東京都千代田区神田神保町3-7-1
電話 03-3288-5405
＜編集担当＞秋篠貴子
印刷・製本　図書印刷株式会社

http://www.seiryupub.co.jp/
乱丁・落丁本はお取替えいたします。
ISBN978-4-86029-440-3